AF866911

Dagobert N'TANGU

Adopter la PrEP

Dynamiques Intimes, Risques et Prévention du VIH

Éditeur: Upway Books
Auteur: Dagobert N'TANGU
Titre: Adopter la PrEP, Dynamiques Intimes, Risques et Prévention du VIH
ISBN: 978-1-918667-67-7
Couverture réalisée sur: www.canva.com

contact@upwaybooks.com
www.upwaybooks.com

Table des matières

Avant-propos

Ce livre est né d'un mémoire de licence en santé publique consacré à un sujet encore trop peu documenté en République Démocratique du Congo : **l'Acceptabilité de la prophylaxie préexposition (PrEP) chez les partenaires réguliers des professionnelles du sexe et des hommes ayant des rapports sexuels avec des hommes à Kinshasa**. Présenté sous forme de résumé à la conférence internationale sur le sida (25ème Conférence AIDS 2024) tenue à Munich en 2024, ce travail a suscité l'intérêt d'un public plus large que celui, restreint, du jury académique auquel il était initialement destiné.

L'ouvrage que vous tenez entre les mains reprend la matière scientifique du mémoire original, sa problématique, sa méthodologie, ses résultats chiffrés et ses recommandations mais la réorganise et la développe pour s'adresser à un lectorat plus vaste : professionnels de santé publique, acteurs communautaires, décideurs politiques, étudiants et toute personne soucieuse de comprendre les rouages, souvent invisibles, de la transmission du VIH au sein des réseaux sexuels des populations clés.

Les partenaires réguliers des professionnelles du sexe et des hommes ayant des rapports sexuels avec des hommes occupent une position singulière dans l'épidémiologie du VIH : ils ne sont ni tout à fait « population clé » au sens strict des définitions internationales, ni tout à fait « population générale ». Ils forment ce que cet ouvrage appelle le maillon oublié de la prévention combinée **le pont**, souvent silencieux, par lequel le virus circule entre des mondes que l'on croit à tort étanches les uns aux autres.

Puisse ce livre contribuer, à sa modeste mesure, à faire de ce maillon oublié une priorité affirmée des politiques et programmes de lutte contre le VIH/Sida en République Démocratique du Congo et au-delà.

Je tiens à remercier ici toutes celles et ceux qui ont rendu possible ce travail : le corps professoral qui a encadré le mémoire original, les responsables et le personnel des centres conviviaux de Kinshasa qui ont ouvert leurs portes à l'enquête, l'ONGD Progrès Santé Sans Prix et le projet EpiC (USAID/FHI360) qui ont mis à disposition les données de base ayant permis d'identifier l'échantillon d'étude, et surtout les 267 partenaires réguliers qui ont accepté de répondre, avec franchise, à des questions touchant à l'intimité de leur vie sexuelle et affective. C'est leur parole, condensée en pourcentages et en tests statistiques, qui constitue la matière première de cet ouvrage.

Résumé exécutif

Contexte

La République Démocratique du Congo connaît une épidémie de VIH généralisée mais de faible prévalence, concentrée toutefois de façon disproportionnée chez les populations clés notamment les professionnelles du sexe (PS), hommes ayant des rapports sexuels avec des hommes (HSH), usagers de drogues injectables et personnes transgenres. Les partenaires réguliers de ces populations clés, qui font le lien entre ces réseaux à haute prévalence et la population générale, restaient jusqu'ici absents de la littérature scientifique congolaise sur la prophylaxie préexposition (PrEP).

Méthode

Une étude transversale analytique a été conduite entre février et juillet 2022 dans deux centres conviviaux de Kinshasa appuyés par le projet EpiC (USAID/FHI360), auprès de 267 partenaires réguliers de PS et de HSH identifiés par la stratégie d'index testing. Les données ont été analysées par des tests de Chi^2 de Pearson et de Fisher, avec un seuil de significativité fixé à $p < 0,05$.

Résultats

Sur 262 enquêtés éligibles à la PrEP, seuls 34 (13 %) ont accepté de commencer le traitement. Ce faible taux d'acceptation contraste avec un niveau élevé de connaissance déclarée de la PrEP (94 %). Les principales barrières identifiées relèvent d'une faible perception du risque personnel (59 % des refus cumulés), d'une réticence face à la durée du traitement (19 %) et d'une confiance excessive dans le port occasionnel du préservatif (14 %). Une différence hautement significative est observée entre sous-groupes : les partenaires de HSH acceptent proportionnellement bien davantage la PrEP que les clients de PS ($\chi^2 = 26{,}737$; $p = 0{,}000$).

Recommandations

Six leviers sont proposés : intégrer systématiquement la PrEP au paquet de services des centres conviviaux ; privilégier des approches centrées sur le couple ; déployer des stratégies actives de réduction du stigma ; renforcer le rôle des pair-éducateurs ; adapter l'organisation logistique des services ; et engager une réflexion sur la mise à l'échelle nationale du dispositif.

Liste des sigles et abréviations

DIC Drop In Center (Centre Convivial)

EDS Enquête Démographique et de Santé

EpiC Epidemic Control (projet USAID/FHI360)

HSH Hommes ayant des rapports sexuels avec des hommes

IST Infection sexuellement transmissible

OMS Organisation mondiale de la Santé

ONUSIDA Programme commun des Nations Unies sur le VIH/Sida

PEPFAR President's Emergency Plan for AIDS Relief

PNLS Programme National de Lutte contre le Sida et les IST

PrEP Prophylaxie préexposition

PS Professionnelle(s) du sexe

PVVIH Personne(s) vivant avec le VIH

RDC République Démocratique du Congo

TAR Traitement antirétroviral

TasP Treatment as Prevention (traitement comme prévention)

TG Personne(s) transgenre(s)

TPE Traitement postexposition

UDI Usager(s) de drogues injectables

USAID United States Agency for International Development

VIH Virus de l'immunodéficience humaine

Introduction générale

Environ 37,7 millions de personnes vivaient avec le VIH dans le monde en 2020. En République Démocratique du Congo, la prévalence nationale du VIH reste relativement modeste, de l'ordre de 1 % dans la population générale — mais elle grimpe à plus de 7 % chez les professionnelles du sexe et chez les hommes ayant des rapports sexuels avec des hommes. Entre ces deux chiffres se cache une population que les statistiques oublient trop souvent : celle des partenaires réguliers de ces populations clés.

La RDC connaît une épidémie à VIH/Sida de type généralisé mais à faible prévalence dans la population générale. Ce constat, en apparence rassurant, masque une réalité plus préoccupante : certains groupes, désignés par l'Organisation mondiale de la Santé (OMS) et le Programme Commun des Nations Unies sur le VIH (ONUSIDA) sous le terme de « populations clés », portent un fardeau disproportionné de l'infection. Les professionnelles du sexe (PS), les hommes ayant des rapports sexuels avec des hommes (HSH), les usagers de drogues injectables (UDI) et les personnes transgenres (TG) affichent des prévalences six à onze fois supérieures à celle de la population générale.

Mais l'épidémie ne s'arrête pas aux frontières de ces catégories. Les partenaires réguliers des PS et des HSH (conjoints, concubins, compagnons stables) forment un pont entre les réseaux sexuels à haute prévalence des populations clés et la population générale. Ce pont est resté, jusqu'ici, largement invisible dans la littérature scientifique congolaise. Aucune étude n'avait, avant celle qui fonde cet ouvrage, examiné spécifiquement les facteurs associés à l'acceptation de la prophylaxie préexposition (PrEP) chez ces partenaires réguliers dans les sites de prise en charge des populations clés à Kinshasa.

La prophylaxie préexposition consiste, pour une personne séronégative mais exposée à un risque substantiel de contracter le VIH, à prendre quotidiennement un traitement antirétroviral en prévention. Recommandée par l'OMS depuis plusieurs années, la PrEP s'est imposée dans de nombreux pays comme un outil complémentaire efficace de la prévention combinée, aux côtés du préservatif, du dépistage régulier et du traitement comme prévention (TasP) chez les personnes vivant avec le VIH. En RDC, cette stratégie reste néanmoins peu vulgarisée, faute de documents normatifs suffisamment diffusés et d'une appropriation encore timide par les acteurs de terrain.

C'est dans ce contexte qu'a été menée, entre février et juillet 2022, une étude transversale analytique auprès de 267 partenaires réguliers de professionnelles du sexe et d'hommes ayant des rapports sexuels avec des hommes, recrutés dans deux centres conviviaux (Drop In Centers) de Kinshasa appuyés par le projet EpiC de l'USAID/FHI360. Cette étude, réalisée dans le cadre d'un mémoire de licence en santé publique, a permis de mesurer pour la première fois en RDC le taux d'acceptabilité de la PrEP dans cette population spécifique et d'identifier les facteurs individuels, comportementaux, structurels qui l'influencent.

Ce livre reprend l'intégralité de cette démarche scientifique et la développe en cinq chapitres. Le premier chapitre situe le sujet dans le paysage plus large de l'épidémiologie congolaise et des stratégies de prévention combinée. Le deuxième chapitre s'attarde sur les partenaires réguliers eux-mêmes : qui sont-ils, quel rôle jouent-ils dans la dynamique de transmission, et à quelles représentations sociales et quels obstacles structurels sont-ils confrontés ? Le troisième chapitre détaille la méthodologie de l'étude qui fonde cet ouvrage. Le quatrième chapitre présente les résultats principaux, chiffres à l'appui. Le cinquième et dernier chapitre, enfin, formule des recommandations concrètes pour renforcer l'adoption de la PrEP à l'échelle communautaire, programmatique et nationale.

Puisse cette exploration contribuer à faire entendre la voix d'une population restée, jusqu'à présent, largement silencieuse dans la riposte congolaise au VIH/Sida.

Chapitre 1 : Prévention combinée et PrEP : où en est la RDC ?

Le VIH demeure un problème majeur de santé publique mais les outils pour le combattre existent déjà.

Comprendre la place qu'occupe la PrEP dans la riposte congolaise au VIH suppose d'abord de prendre la mesure de l'épidémie elle-même : son ampleur, sa répartition inégale entre groupes de population, et les stratégies déjà mobilisées pour l'endiguer. C'est l'objet de ce premier chapitre.

I. 1. Épidémiologie du VIH en RDC : populations clés, réseaux et transmission

Le virus de l'immunodéficience humaine (VIH) a entraîné plus de 35 millions de décès depuis les premiers cas décrits au début des années 1980. Malgré des avancées thérapeutiques considérables, un million de décès liés au VIH ont tout de même été rapportés en 2020, et 1,5 million de nouvelles infections recensées la même année à l'échelle mondiale, l'infection demeure une préoccupation sanitaire de premier plan. Entre 1997 et 2020, le nombre de nouvelles infections a certes diminué de 53 % et le nombre de décès liés au VIH de 64 % depuis le pic de 2004, preuve que la mobilisation internationale porte ses fruits. Mais ces progrès globaux dissimulent des disparités criantes.

En République Démocratique du Congo, l'Enquête Démographique et de Santé (EDS) 2013-2014 a estimé la prévalence du VIH à 1,2 % dans la population âgée de 15 à 49 ans, une tendance qui se serait infléchie jusqu'à environ 0,7 % en 2021, pour un nombre de personnes vivant avec le VIH estimé à plus de 500 000. Le pays présente ainsi le profil d'une épidémie généralisée mais de faible prévalence à la différence près, essentielle, que certains sous-groupes concentrent une part disproportionnée des infections.

Ce sont les « populations clés » au sens de l'OMS : les professionnelles du sexe, les hommes ayant des rapports sexuels avec des hommes, les usagers de drogues injectables et les personnes transgenres. En RDC, la prévalence est six fois plus élevée chez les usagers de drogues injectables (3,9 % contre 0,7 %), dix fois plus élevée chez les hommes ayant des rapports sexuels avec des hommes (7,1 %) et onze fois plus élevée chez les professionnelles du sexe (7,7 %) que dans la population générale. La prévalence chez les personnes transgenres, quant à elle, reste à ce jour non documentée au niveau national.

Ces chiffres racontent une histoire de concentration : l'épidémie congolaise, loin d'être diffuse, se resserre autour de réseaux sexuels bien identifiables. Les hommes ayant des rapports sexuels avec des hommes constituent également, en RDC comme ailleurs, un vecteur de transmission vers la population générale, dans la mesure où la stigmatisation entourant l'homosexualité pousse un nombre significatif d'entre eux à mener une vie bisexuelle, mariés à une femme, ou entretenant des rapports sexuels avec des femmes, en parallèle de rapports avec des hommes. Ce phénomène de « pont épidémiologique » n'est pas propre à la RDC ; il a été documenté depuis les tout premiers travaux sur le VIH chez les HSH, dès le début des années 1980 à Los Angeles, et n'a cessé de se confirmer depuis, y compris dans les contextes où l'incidence du VIH décline dans la population générale.

Les professionnelles du sexe, de leur côté, cumulent souvent plusieurs facteurs de vulnérabilité : nombre élevé de partenaires sexuels, conditions de travail précaires et parfois dangereuses, difficulté à négocier le port systématique du préservatif, marginalisation sociale et criminalisation de fait de leur activité. Dans certains contextes, la consommation d'alcool ou de drogues, ainsi que l'exposition à la violence, viennent encore aggraver ces vulnérabilités déjà considérables.

Mais aucun de ces groupes ne vit en vase clos. C'est précisément parce que les PS et les HSH entretiennent des relations affectives et sexuelles stables avec des partenaires réguliers qui, eux, ne s'identifient à aucune de ces catégories que l'épidémie déborde des frontières convenues des « populations clés ». Ce livre s'intéresse précisément à ce point de bascule.

I. 2. Stratégies actuelles : dépistage, TPE, TAR, PrEP

Face à cette concentration de l'épidémie, la RDC a progressivement diversifié sa boîte à outils de prévention combinée, cette approche qui articule interventions comportementales, structurelles et biomédicales pour réduire les nouvelles infections. Quatre piliers structurent aujourd'hui la riposte nationale : le dépistage, le traitement post-exposition (TPE), le traitement antirétroviral (TAR) et la prophylaxie préexposition (PrEP).

a) Le dépistage : porte d'entrée de toute la cascade de soins

Le dépistage du VIH demeure la première étape incontournable de toute stratégie de prévention et de prise en charge. Depuis 2016, l'OMS recommande également l'autotest VIH comme approche complémentaire aux services de dépistage classiques. L'autotest représente une opportunité précieuse pour toucher des cibles difficiles à atteindre par le dépistage de routine précisément les populations clés, mais aussi les hommes en général, les adolescents et les agents de santé eux-mêmes, souvent victimes de stigmatisation, de discrimination ou d'un manque de confidentialité dans les structures de soins classiques.

b) Le traitement post-exposition : une fenêtre d'action limitée

Le TPE consiste en l'administration d'un traitement antirétroviral dans les heures suivant une exposition potentielle au VIH notamment rapport sexuel non protégé, accident d'exposition au sang, agression sexuelle, dans le but d'empêcher l'installation de l'infection. Son efficacité dépend étroitement de la rapidité de sa mise en œuvre, ce qui suppose un accès aisé et une bonne connaissance de son existence par les populations à risque.

c) Le traitement antirétroviral : soigner et prévenir à la fois

Le TAR, destiné aux personnes déjà vivant avec le VIH, poursuit un double objectif : préserver la santé de la personne traitée et réduire sa charge virale à un niveau indétectable, ce qui rend la transmission impossible lors des rapports sexuels, c'est le principe du traitement comme prévention. Dans les couples sérodiscordants, où l'un des deux partenaires est séropositif et l'autre séronégatif, cette stratégie protège directement le partenaire non infecté lorsque l'observance thérapeutique est bonne et la charge virale durablement supprimée.

d) La PrEP : le maillon le plus récent

La prophylaxie préexposition complète ce dispositif en s'adressant spécifiquement aux personnes séronégatives mais exposées à un risque substantiel de contracter le VIH : populations clés et partenaires séronégatifs de couples discordants. Basée sur l'administration quotidienne de médicaments antirétroviraux, le ténofovir et l'emtricitabine, dont l'innocuité a été largement établie à travers leur usage thérapeutique et de multiples essais de sécurité. La PrEP a démontré son efficacité dans la prévention de la transmission chez les couples hétérosexuels sérodiscordants, chez les hommes ayant des rapports sexuels avec des hommes, chez les femmes transgenres, chez les couples hétérosexuels à haut risque et chez les personnes qui s'injectent des drogues.

En RDC, la PrEP est proposée aux couples sérodiscordants, aux professionnelles du sexe, aux hommes ayant des rapports sexuels avec les hommes, aux usagers de drogues injectables et aux personnes transgenres. Le Programme National de Lutte contre le Sida et les IST (PNLS) a produit un manuel opérationnel de l'autotest et de la prophylaxie préexposition destiné à orienter les acteurs de terrain. Mais cette stratégie récente peine encore à se déployer pleinement, faute d'une vulgarisation suffisante des documents normatifs et d'une appropriation encore inégale par les prestataires de soins eux-mêmes. Une étude menée en 2017 à Kinshasa avait déjà mis en évidence que la connaissance de la PrEP restait faible parmi les prestataires de soins de santé, et que seule la moitié d'entre eux se disait disposée à la prescrire, la spécialisation en infectiologie ou en VIH étant, sans surprise, associée à une meilleure connaissance et à une plus grande volonté de prescription.

> *« La PrEP est proposée dans l'idéal comme composante d'un ensemble complet d'interventions de prévention du VIH. Les programmes complets de prévention devraient inclure la disponibilité sans entraves des préservatifs et des lubrifiants, le dépistage systématique, les conseils pour la réduction des risques et l'encadrement pour l'observance thérapeutique. »*

I. 3. Importance des partenaires réguliers : le maillon oublié

De ces quatre piliers, la PrEP est celui qui s'adresse le plus directement aux personnes séronégatives à risque et donc, potentiellement, aux partenaires réguliers des populations clés. Pourtant, dans la littérature scientifique congolaise comme dans les priorités programmatiques, ce sous-groupe reste largement invisible.

Le concept de partenaire régulier occupe une place particulière dans les cadres analytiques de l'épidémiologie du VIH. Il désigne la personne avec qui l'on entretient une relation sexuelle stable et répétée par opposition aux relations sexuelles ponctuelles, tarifées ou occasionnelles qui caractérisent souvent, dans l'imaginaire collectif, les populations clés. Or c'est précisément cette stabilité relationnelle qui rend le partenaire régulier à la fois vulnérable et stratégique du point de vue de la prévention : vulnérable, parce que la confiance et l'intimité du couple réduisent souvent le recours systématique au préservatif ; stratégique, parce qu'une intervention efficace auprès de ce maillon peut interrompre une chaîne de transmission qui, autrement, continuerait de se propager silencieusement vers la population générale.

Des études de modélisation menées ailleurs dans le monde illustrent l'ampleur de ce potentiel. Au Canada, une étude a montré qu'une couverture de PrEP à hauteur de 25 %, 50 %, 75 % ou 100 % chez les hommes ayant des rapports sexuels avec des hommes de Toronto permettrait de prévenir respectivement 1 970, 3 427, 4 317 et

4 581 cas incidents. En ciblant prioritairement les individus les plus exposés au risque, l'impact préventif se maintient à des niveaux de couverture plus modestes preuve qu'une politique de PrEP bien ciblée, y compris vers les partenaires réguliers, peut produire des effets démultipliés à l'échelle populationnelle.

C'est tout l'enjeu de cet ouvrage : documenter, pour la première fois en RDC, dans quelle mesure les partenaires réguliers des professionnelles du sexe et des hommes ayant des rapports sexuels avec des hommes à Kinshasa sont prêts à adopter la PrEP, et quels facteurs soit individuels, soit comportementaux, soit structurels favorisent ou freinent cette adoption.

I. 4. Pourquoi les partenaires réguliers restent-ils hors du radar programmatique ?

Plusieurs raisons se conjuguent pour expliquer l'invisibilité relative des partenaires réguliers dans les priorités programmatiques congolaises jusqu'à ce jour. La première tient à la manière même dont sont définies, dans les cadres internationaux, les « populations clés » : une définition centrée sur le comportement (vente de services sexuels, rapports entre hommes, injection de drogues) plutôt que sur la position dans le réseau sexuel, ce qui exclut de facto les partenaires réguliers de tout ciblage direct, alors même que leur exposition au risque peut être tout aussi substantielle.

La deuxième raison est d'ordre méthodologique : contrairement aux populations clés, dont la taille peut être estimée à travers des méthodes de cartographie programmatique spécifiques, les partenaires réguliers ne disposent d'aucune méthode d'estimation de taille standardisée à l'échelle nationale, ce qui rend difficile leur intégration dans la planification des services et l'allocation des ressources. La troisième raison, enfin, est d'ordre pratique : les partenaires réguliers ne fréquentent, par définition, aucun espace communautaire dédié comparable à ceux des populations clés, ce qui complique leur identification en dehors de la stratégie d'index testing mobilisée par l'étude présentée dans cet ouvrage.

Ces trois obstacles définitionnel, méthodologique et pratique expliquent pourquoi ce livre insiste autant sur la nécessité de généraliser des approches comme l'index testing : c'est, à ce jour, l'un des seuls leviers concrets permettant de rendre visible, puis d'accompagner, une population qui échappe structurellement aux catégories habituelles de la santé publique.

I. 5. Un bref rappel historique de la découverte du VIH à l'avènement de la PrEP

Pour bien saisir la place qu'occupe aujourd'hui la PrEP dans l'arsenal préventif, un détour historique s'impose. Les premiers cas de ce qui allait devenir le sida ont été décrits au tout début des années 1980, notamment chez des hommes ayant des rapports sexuels avec des hommes à Los Angeles. Pendant plus d'une décennie, la réponse médicale s'est limitée à la prise en charge des infections opportunistes, faute de traitement antirétroviral efficace. L'arrivée des trithérapies, au milieu des années 1990, a transformé le VIH d'une maladie mortelle à court terme en une infection chronique gérable à condition d'un accès continu et fiable au traitement, longtemps hors de portée pour la majorité des personnes vivant en Afrique subsaharienne.

Ce n'est qu'au tournant des années 2010 que plusieurs essais cliniques d'envergure parmi lesquels les études iPrEx, Partners PrEP et TDF2 ont démontré qu'un traitement antirétroviral pris par une personne séronégative, avant toute exposition, pouvait réduire de façon spectaculaire le risque d'acquisition du VIH. Ces résultats ont conduit l'OMS à recommander officiellement la PrEP orale, à partir de 2015, comme composante additionnelle de la prévention combinée pour les personnes à risque substantiel. Depuis lors, la PrEP a été progressivement introduite dans de nombreux pays à revenu faible ou intermédiaire, avec des rythmes de déploiement très inégaux selon les contextes nationaux, la RDC figurant, jusqu'à récemment, parmi les pays où cette introduction est restée la plus timide.

> *« La prophylaxie préexposition doit être fournie à des personnes ayant un risque substantiel d'infection à VIH et à celles qui ont des risques continus d'exposition au VIH. »*
>
> *Recommandation reprise dans la littérature congolaise sur la PrEP, 2019.*

I. 6. La prévention combinée en un coup d'œil

La notion de prévention combinée, plusieurs fois évoquée dans ce chapitre, mérite d'être précisée. Elle désigne l'articulation simultanée de trois catégories d'interventions, dont aucune, prise isolément, ne suffit à enrayer une épidémie aussi diverse dans ses modes de transmission que le VIH.

- Interventions comportementales : éducation à la sexualité à moindre risque, promotion et distribution de préservatifs et de lubrifiants, réduction des risques chez les usagers de drogues.
- Interventions structurelles : lutte contre la stigmatisation et la discrimination, réforme des cadres juridiques pénalisant certaines populations clés, amélioration de l'accès géographique et financier aux soins.
- Interventions biomédicales : dépistage régulier, traitement antirétroviral des personnes séropositives (TasP), traitement post-exposition, et prophylaxie préexposition pour les personnes séronégatives à risque substantiel.

La PrEP occupe, dans cette architecture, une place particulière, c'est le seul outil biomédical qui place directement entre les mains de la personne séronégative elle-même et non de son ou sa partenaire, ni du système de santé au sens large — le pouvoir de se protéger, indépendamment de la négociation, parfois difficile, du port du préservatif au sein du couple. C'est précisément cette caractéristique qui rend la question de son acceptabilité chez les partenaires réguliers si cruciale : eux seuls, en définitive, décident de l'adopter ou non.

I. 7. Le fardeau économique et social du VIH en RDC

Au-delà de son coût humain immédiat, l'épidémie de VIH pèse lourdement sur l'économie et le tissu social congolais. Les personnes vivant avec le VIH, lorsqu'elles ne bénéficient pas d'un traitement précoce et bien suivi, connaissent des épisodes répétés de maladie qui affectent leur capacité de travail et, par ricochet, les revenus de leur ménage. Dans un pays où la majorité de l'activité économique relève du secteur informel, sans filet de protection sociale substantiel, cette perte de capacité productive se traduit directement par un appauvrissement des familles touchées.

Le fardeau ne se limite pas à la sphère économique. La stigmatisation associée au VIH, redoublée pour les populations clés par une seconde couche de stigmatisation liée à leur activité ou à leur orientation sexuelle, entraîne des ruptures de liens familiaux, une exclusion des réseaux de solidarité communautaire, et parfois une précarisation du logement ou de l'emploi. Les partenaires réguliers des PS et des HSH, en tant que membres de l'entourage proche de personnes elles-mêmes stigmatisées, ne sont pas à l'abri de cette stigmatisation par association, ce qui peut renforcer leur réticence à fréquenter ouvertement des structures de soins identifiées aux populations clés.

Investir dans la prévention — et en particulier dans des outils comme la PrEP, capables de réduire drastiquement l'incidence de nouvelles infections — représente donc, au-delà de l'enjeu sanitaire immédiat, un investissement dans la stabilité économique et sociale à long terme des communautés les plus exposées.

I. 8. Cadre légal et politique de la lutte contre le VIH en RDC

La riposte congolaise au VIH s'inscrit dans un cadre national structuré autour du Programme National de Lutte contre le Sida et les IST (PNLS), qui coordonne la politique de prévention, de dépistage et de prise en charge à l'échelle du pays. Le Plan Stratégique National, régulièrement révisé, fixe les priorités programmatiques pour chaque période, et intègre désormais explicitement les populations clés parmi les cibles prioritaires de l'action publique.

Ce cadre national s'articule avec un appui international substantiel, porté notamment par le Fonds Mondial de lutte contre le sida, la tuberculose et le paludisme, ainsi que par le PEPFAR (President's Emergency Plan for AIDS Relief) des États-Unis, mis en œuvre localement à travers des projets comme EpiC, opéré par FHI360 avec le financement de l'USAID. C'est précisément ce dispositif international qui a permis le déploiement des centres conviviaux ayant servi de cadre à l'étude présentée dans cet ouvrage.

Sur le plan légal, cependant, l'environnement reste ambivalent pour les populations clés elles-mêmes, si le commerce du sexe n'est pas explicitement pénalisé par le droit congolais, il demeure socialement marginalisé, et l'homosexualité, bien que non formellement criminalisée dans le code pénal, continue de faire l'objet d'une forte réprobation sociale et religieuse. Cette ambivalence juridique et sociale façonne directement le climat dans lequel les partenaires réguliers des PS et des HSH doivent décider ou non de s'engager dans un parcours de prévention incluant la PrEP.

I. 9. Perspectives régionales : la RDC au sein de l'Afrique centrale et australe

La situation congolaise ne peut être pleinement comprise qu'en la replaçant dans le contexte plus large de l'épidémie de VIH en Afrique subsaharienne, où se concentre encore aujourd'hui la majorité des personnes vivant avec le VIH dans le monde. L'Afrique Australe et de l'Est a connu, au cours de la dernière décennie, une expansion notable des programmes de PrEP, portée par des financements internationaux importants et par une mobilisation communautaire de longue date, notamment auprès des hommes ayant des rapports sexuels avec des hommes et des professionnelles du sexe.

L'Afrique Centrale, à laquelle appartient la RDC, accuse en comparaison un retard significatif dans le déploiement de la PrEP, retard que plusieurs facteurs contribuent à expliquer : une prévalence globale plus faible et donc une priorisation moindre dans l'allocation des ressources internationales, une couverture sanitaire plus fragmentée en raison de l'étendue du territoire et de la faiblesse des infrastructures de santé, ainsi qu'un environnement légal et social souvent plus restrictif à l'égard des populations clés que dans certains pays d'Afrique Australe. Ce contexte régional éclaire, en creux, pourquoi le taux d'acceptation de 13 % mesuré à Kinshasa reste sensiblement inférieur aux taux observés dans des contextes où la PrEP bénéficie d'un historique de déploiement plus long et mieux financé.

Cette comparaison régionale n'a pas pour but de minimiser les résultats de l'étude présentée dans cet ouvrage, mais au contraire d'en éclairer la portée : elle démontre qu'un faible taux d'acceptation initial n'est en rien une fatalité culturelle, mais bien le reflet d'un dispositif encore jeune, susceptible de progresser significativement à mesure que les investissements, la formation des prestataires et les campagnes de sensibilisation se déploient, comme cela a pu être observé dans d'autres pays de la région au cours des années précédentes.

Chapitre 2 : Comprendre les partenaires réguliers des PS et HSH : profils, dynamiques et risques

Ni tout à fait « population clé », ni tout à fait « population générale » — un entre-deux qui échappe aux catégories.

Avant d'examiner les résultats de l'étude qui fonde cet ouvrage, il convient de s'arrêter sur son objet central : qui sont, concrètement, les partenaires réguliers des professionnelles du sexe et des hommes ayant des rapports sexuels avec des hommes ? Quel rôle jouent-ils réellement dans la dynamique de transmission du VIH ? Et à quelles représentations sociales, à quels obstacles structurels, sont-ils confrontés au quotidien ?

II.1. Définition des partenaires réguliers dans les populations clés

Le partenaire régulier d'une professionnelle du sexe est généralement défini comme un partenaire sexuel entretenant avec elle une relation qui dépasse le cadre strictement commercial : relation amoureuse, rôle de protection ou de sécurité pendant ou après l'activité de la PS, prise en charge du loyer, participation aux frais de santé, etc. Il s'agit donc, le plus souvent, d'un compagnon, d'un concubin ou d'un mari, dont la relation avec la professionnelle du sexe s'inscrit dans la durée et l'engagement affectif, quand bien même celle-ci continuerait, en parallèle, une activité tarifée avec d'autres partenaires.

Du côté des hommes ayant des rapports sexuels avec des hommes, la notion de partenaire régulier renvoie à un compagnon stable avec lequel des rapports sexuels répétés ont lieu, indépendamment du statut marital ou de l'identité sexuelle revendiquée par ailleurs. Le terme « hommes ayant des rapports sexuels avec des hommes », adopté par l'ONUSIDA lors de son Assemblée générale de 2007, recouvre volontairement l'ensemble des hommes ayant ce type de relations, quelle que soit leur identité — bisexuelle, homosexuelle ou hétérosexuelle sur le plan personnel ou social. Cette définition intentionnellement large a une portée épidémiologique majeure : elle permet de saisir des comportements à risque qui échapperaient à une catégorisation strictement identitaire.

Dans les deux cas — partenaires de PS et partenaires de HSH — l'étude qui nourrit cet ouvrage a retenu une définition opérationnelle précise : sont considérées comme partenaires réguliers les personnes ayant signalé au moins un rapport sexuel, vaginal et/ou anal, avec une professionnelle du sexe ou avec un partenaire masculin au cours des douze derniers mois, identifiées à travers la stratégie dite d'« index testing » c'est-à-dire le dépistage volontaire proposé aux partenaires sexuels des personnes diagnostiquées séropositives. Cette porte d'entrée méthodologique, qui part des cas index (personnes vivant avec le VIH) pour remonter vers leurs réseaux sexuels, est précisément ce qui a permis d'identifier et de recruter les 267 participants de l'étude.

II.2. Rôles dans la transmission du VIH : liens entre réseaux sexuels

Le rôle des partenaires réguliers dans la dynamique de transmission du VIH tient à une caractéristique structurelle des réseaux sexuels : ils constituent le point de jonction entre des sous-populations à haute prévalence — professionnelles du sexe, hommes ayant des rapports sexuels avec des hommes — et des sous-populations à prévalence beaucoup plus faible, dont ils font eux-mêmes partie avant l'exposition, et où se trouvent, potentiellement, leurs propres autres partenaires.

Cette position de pont n'a rien d'anecdotique. Elle explique en grande partie pourquoi une épidémie officiellement « concentrée » dans des populations clés peut néanmoins continuer d'alimenter, année après année, de nouvelles infections dans la population générale. Un homme ayant des rapports sexuels tarifés avec une professionnelle du sexe, mais également marié ou en couple stable avec une femme qui, elle, n'a aucun contact avec les populations clés, illustre parfaitement ce mécanisme de diffusion. De même, un homme ayant des rapports sexuels avec des hommes tout en étant marié à une femme ; situation documentée par la présente étude, où les enquêtés sont classés soit comme clients de PS, soit comme HSH, soit comme partenaires réguliers proprement dits, participe à cette même dynamique de circulation du virus entre réseaux.

Les données de l'étude confirment cette porosité : 62 % des enquêtés qui connaissent le statut sérologique de leur partenaire déclarent que celui-ci est séropositif, contre 38 % qui le déclarent séronégatif. Autrement dit, une majorité significative des partenaires réguliers interrogés évoluent, au moment de l'enquête, au sein d'un couple sérodiscordant potentiel — configuration où le rôle protecteur de la PrEP prend tout son sens, à condition que ce partenaire séronégatif accepte de l'utiliser.

Le port du préservatif, censé constituer la ligne de défense la plus immédiate contre cette transmission, apparaît pourtant nettement insuffisant : seuls 2 % des enquêtés déclarent utiliser systématiquement le préservatif lors de leurs rapports sexuels, contre 98 % qui l'utilisent seulement souvent, parfois ou jamais. Ce chiffre, à lui seul, mesure l'ampleur du risque résiduel auquel s'exposent, rapport après rapport, les partenaires réguliers des PS et des HSH — et souligne, par contraste, la pertinence d'un outil de prévention biomédicale comme la PrEP, qui ne dépend pas de la négociation, souvent difficile, du port du préservatif au sein du couple.

II.3. Représentations sociales du risque et de la prévention

Au-delà des mécanismes épidémiologiques, la question de l'acceptabilité de la PrEP se joue aussi, et peut-être surtout, dans le registre des représentations. Comment les partenaires réguliers perçoivent-ils leur propre exposition au risque ? Se pensent-ils comme vulnérables, ou au contraire comme protégés par leur relation stable ?

Les données recueillies apportent un éclairage éloquent sur cette question. Parmi les enquêtés jugés éligibles à la PrEP mais qui ont refusé de commencer le traitement, 31 % justifient leur refus par l'absence de signes d'infection sexuellement transmissible, et 28 % invoquent leur propre statut séronégatif — deux réponses qui trahissent une même logique : celle d'un risque perçu comme faible, voire nul, tant qu'aucun symptôme visible ne vient l'objectiver. Cette perception du risque, construite sur l'absence de signes cliniques plutôt que sur l'exposition comportementale réelle, constitue l'un des ressorts psychologiques les plus puissants du refus de la PrEP.

Un autre registre de représentation touche à la durée du traitement : 19 % des enquêtés déclarent refuser de s'engager dans un traitement à si longue échéance, alors même qu'ils se disent « bien portants ». Cette réticence traduit une conception de la prévention essentiellement curative — on se soigne quand on est malade — plutôt que préventive — on se protège avant de l'être. Un quatrième registre, enfin, touche au préservatif lui-même : 14 % des enquêtés estiment que son usage régulier suffit à les protéger, rendant à leurs yeux la PrEP superflue, alors même que les données objectives montrent que l'usage systématique du préservatif reste rare (2 % seulement des enquêtés).

Ces représentations ne relèvent pas d'un simple déficit d'information, même si le manque de connaissances joue indéniablement un rôle : bien que 94 % des enquêtés déclarent avoir déjà entendu parler de la PrEP, cette connaissance de surface ne se traduit pas nécessairement par une compréhension fine de son intérêt préventif dans leur situation personnelle. Il s'agit plutôt d'un ensemble de croyances culturellement enracinées sur ce que signifie « être à risque », sur la temporalité légitime d'un traitement médical, et sur la suffisance perçue des moyens de prévention déjà mobilisés.

II.4. Stigmas et obstacles structurels

Aux facteurs individuels et représentationnels s'ajoutent des obstacles de nature structurelle, ancrés dans l'organisation même des services de santé et dans le climat social qui entoure les populations clés et, par extension, leurs partenaires réguliers.

La stigmatisation liée à l'homosexualité, en particulier, pousse de nombreux hommes ayant des rapports sexuels avec des hommes à dissimuler leur orientation, y compris à leurs propres partenaires réguliers de sexe féminin. Cette dissimulation, documentée dans la littérature congolaise sur l'index de stigmatisation et la discrimination des populations clés, rejaillit directement sur la capacité des partenaires à évaluer leur propre exposition au risque : comment se savoir exposé à un risque que l'on ignore courir ?

Du côté de l'accès aux structures de soins, l'étude documente également des obstacles concrets. L'examen de la clairance de la créatinine, l'un des critères d'éligibilité à la PrEP, n'est pas systématiquement disponible : 43 % des enquêtés qui ne l'ont pas réalisé invoquent son coût trop élevé, 37 % le fait que la structure de prise en charge ne le propose tout simplement pas, et 20 % ne le jugent pas nécessaire. Ces obstacles logistiques et financiers, bien que touchant une minorité de critères d'éligibilité, illustrent la fragilité de la chaîne de service qui doit, en théorie, mener un partenaire régulier motivé jusqu'à l'obtention effective du traitement.

Enfin, la divulgation du statut sérologique au sein du couple demeure un sujet sensible. Si 35 % des enquêtés affirment connaître le statut de leur partenaire parce qu'ils ont réalisé le test et bénéficié du counseling ensemble, une part non négligeable de cette information transite par les prestataires de soins eux-mêmes dans 29,6 % des cas avec l'accord du partenaire concerné, mais dans 2,6 % des cas sans cet accord. Cette dernière situation, bien que minoritaire, pose une question éthique et structurelle de taille : la confidentialité, pierre angulaire de la confiance envers les structures de soins, n'est pas toujours pleinement garantie, ce qui peut, en retour, dissuader certains partenaires réguliers de s'engager pleinement dans un parcours de prévention incluant la PrEP.

Ce sont ces obstacles représentationnels et structurels à la fois que le chapitre 4 quantifiera précisément à partir des données de terrain, après que le chapitre 3 aura détaillé la méthodologie mobilisée pour les mettre au jour.

II.5. Le couple sérodiscordant : une configuration à haut enjeu préventif

Une part importante des partenaires réguliers étudiés dans cet ouvrage évolue, sans toujours le savoir avec certitude, au sein de ce que l'épidémiologie appelle un couple sérodiscordant : une relation dans laquelle l'un des deux partenaires est séropositif et l'autre séronégatif. Cette configuration mérite une attention particulière, car elle concentre à la fois le risque de transmission le plus direct et l'opportunité préventive la plus immédiate.

Dans un couple sérodiscordant bien pris en charge, deux stratégies complémentaires peuvent réduire le risque de transmission à des niveaux extrêmement faibles : le traitement antirétroviral du partenaire séropositif, poursuivi jusqu'à l'obtention d'une charge virale indétectable, associé à la PrEP prise par le partenaire séronégatif. Cette combinaison, parfois désignée par l'expression « protection croisée », offre une marge de sécurité précieuse dans les périodes où l'observance thérapeutique du partenaire séropositif pourrait, pour diverses raisons, être imparfaite.

Or, l'étude qui fonde cet ouvrage montre que 62 % des enquêtés connaissant le statut sérologique de leur partenaire le déclarent séropositif, une proportion qui, à elle seule, devrait suffire à justifier une priorisation forte de la PrEP dans les messages de counseling adressés à cette population. Le fait que seuls 13 % des personnes éligibles aient accepté le traitement suggère que cette priorité épidémiologique évidente ne se traduit pas encore en priorité perçue par les personnes concernées elles-mêmes.

II.6. Genre, masculinité et négociation du risque

La totalité des participants à l'étude étant de sexe masculin, conséquence directe du choix méthodologique de s'intéresser aux partenaires de PS (par définition des hommes clients) et aux partenaires de HSH (par définition des hommes également), la question du genre mérite un développement à part entière. Les normes de masculinité dominantes, dans de nombreux contextes africains comme ailleurs, associent la prise de risque sexuelle à une forme d'affirmation virile, tandis que le recours systématique au préservatif ou la consultation régulière d'une structure de santé peuvent être perçus comme des marques de vulnérabilité ou de méfiance envers le partenaire.

Ces normes sociales de genre interagissent directement avec les représentations du risque décrites plus haut. Un homme qui se perçoit comme fort, en bonne santé et maître de ses choix sexuels sera d'autant moins enclin à s'engager dans un traitement préventif quotidien, perçu comme un aveu implicite de vulnérabilité. Ce mécanisme, bien documenté dans la littérature internationale sur la santé masculine, pourrait constituer un ressort explicatif supplémentaire du faible taux d'acceptation de la PrEP observé dans cette étude, bien qu'il n'ait pas été mesuré directement par le questionnaire utilisé.

II.7. Portraits composites

Pour donner chair aux chiffres présentés dans ce livre, les deux portraits qui suivent sont des compositions fictives, construites à partir des tendances statistiques dominantes observées dans l'étude. Ils n'illustrent aucune personne réelle en particulier, mais permettent de visualiser les logiques décisionnelles qui traversent, de façon récurrente, les données recueillies.

Le premier portrait est celui d'un client régulier d'une professionnelle du sexe, la trentaine, célibataire, vivant seul, ayant un niveau d'études secondaire. Il connaît la structure de soins depuis plus d'un an, s'y rend occasionnellement pour un dépistage, et a entendu parler de la PrEP sans jamais vraiment s'y intéresser. Interrogé sur son éligibilité, il apprend qu'il remplit les critères, mais refuse le traitement : il ne présente aucun symptôme, se sait séronégatif, et porte « souvent » un préservatif — trois raisons qui, mises bout à bout, suffisent à son sentiment de sécurité, alors même que la fréquence de ses rapports avec des partenaires multiples continue de l'exposer à un risque réel.

Le second portrait est celui d'un partenaire stable d'un homme ayant des rapports sexuels avec des hommes, également dans la trentaine, en couple sans cohabitation, de niveau d'études universitaire. Orienté vers la structure par son partenaire lui-même, il connaît le statut sérologique de celui-ci — séropositif, sous traitement — et a bénéficié avec lui d'un counseling conjoint. Conscient de l'exposition continue que représente sa relation, il accepte de commencer la PrEP, motivé avant tout par la volonté de ne pas contracter le VIH tout en poursuivant sa relation. Ce second portrait illustre, de façon concentrée, les caractéristiques statistiquement associées à l'acceptation : relation sans cohabitation, connaissance du statut du partenaire, catégorie HSH plutôt que client de PS.

II.8. Les professionnelles du sexe : actrices, non simples vecteurs, de la prévention

Il importe de souligner, en clôture de ce chapitre, que les professionnelles du sexe elles-mêmes, bien qu'elles ne constituent pas l'objet direct de l'enquête présentée dans cet ouvrage, centrée sur leurs partenaires réguliers, ne doivent en aucun cas être réduites au rôle de simples vecteurs de transmission vers leurs partenaires. De nombreux programmes de prévention combinée montrent au contraire que les professionnelles du sexe, lorsqu'elles sont correctement informées, formées et associées à la conception des interventions, deviennent des actrices de premier plan de la prévention, y compris auprès de leurs propres partenaires réguliers.

Le chiffre déjà cité selon lequel 79,8 % des enquêtés ont connu la structure de soins par l'intermédiaire de leur partenaire sexuel en offre une illustration frappante : loin d'être de simples sources de risque, les professionnelles du sexe et les hommes ayant des rapports sexuels avec des hommes sont, dans la grande majorité des cas documentés par cette étude, le principal canal par lequel leurs partenaires réguliers accèdent à l'information et aux services de prévention. Toute stratégie efficace de promotion de la PrEP auprès des partenaires réguliers devra donc, nécessairement, s'appuyer sur, et non contourner, l'implication active des populations clés elles-mêmes.

II.9. Cycle de vie relationnel et fenêtres de risque

Les relations entre partenaires réguliers et professionnelles du sexe ou hommes ayant des rapports sexuels avec des hommes ne sont pas figées dans le temps : elles évoluent, se consolident ou se rompent, selon des trajectoires propres à chaque couple. Cette dimension temporelle, que l'étude transversale présentée dans ce livre ne peut capter qu'à un instant donné, mérite néanmoins d'être évoquée conceptuellement, car elle éclaire la notion de « fenêtre de risque ».

Au début d'une relation, avant que la confiance mutuelle ne se soit installée, le port du préservatif est souvent plus systématique, réduisant le risque de transmission malgré une connaissance encore incomplète du statut sérologique de l'autre. À mesure que la relation se stabilise, la confiance grandissante s'accompagne fréquemment d'un relâchement du port du préservatif, ce que confirment les données de cette étude, où seuls 2 % des enquêtés déclarent une utilisation systématique, sans que cette confiance ne repose nécessairement sur une connaissance certaine et à jour du statut sérologique réciproque. C'est précisément dans cette phase intermédiaire, où le risque comportemental réel est le plus élevé mais la perception subjective du risque la plus faible, que l'intérêt de la PrEP est le plus grand, et que sa promotion, paradoxalement, est la plus difficile, car elle vient heurter de front le sentiment de sécurité que procure la stabilité relationnelle elle-même.

II.10. Religion, communauté et ressources de résilience

La religion occupe une place centrale dans la vie sociale kinoise, et les enquêtés de cette étude ne font pas exception : les églises catholique, protestante et dites « de réveil » rassemblent, à elles seules, plus de sept enquêtés sur dix. Cette forte inscription religieuse peut jouer un rôle ambivalent vis-à-vis de la prévention du VIH. D'un côté, certains discours religieux, centrés sur la fidélité conjugale et la réprobation morale de la sexualité hors mariage ou entre personnes de même sexe, peuvent renforcer la stigmatisation déjà décrite plus haut et dissuader une fréquentation ouverte des centres conviviaux. De l'autre, les communautés religieuses constituent aussi, dans bien des cas, un puissant réseau de soutien social et matériel, potentiellement mobilisable pour des messages de prévention adaptés.

Il est notable que, dans l'analyse bivariée présentée au chapitre 4, l'appartenance religieuse ne montre aucune association statistiquement significative avec l'acceptation ou le refus de la PrEP (chi2 = 0,439 ; p = 0,508). Ce résultat suggère que si la religion façonne sans doute le climat social général entourant la sexualité et le VIH, elle n'agit pas, à elle seule, comme un déterminant direct de la décision individuelle d'adopter ou non un traitement préventif — ouvrant la voie à des collaborations pragmatiques avec les leaders religieux locaux, qui pourraient être associés aux campagnes de sensibilisation sans que leur discours moral n'entre nécessairement en contradiction frontale avec la promotion de la PrEP.

Chapitre 3 : Méthodologie : étude transversale analytique à Kinshasa

La rigueur scientifique au service d'une population invisibilisée. Toute conclusion sur l'acceptabilité de la PrEP chez les partenaires réguliers des PS et des HSH n'a de valeur que si la démarche qui y conduit est elle-même solide. Ce chapitre détaille le dispositif méthodologique mobilisé : le terrain, la population étudiée, les modalités de collecte, les variables retenues et les méthodes d'analyse statistique.

III.1. Lieux d'étude : deux structures de prise en charge VIH

L'étude a été conduite dans la Ville-Province de Kinshasa, capitale et plus grande agglomération de la République Démocratique du Congo. Elle s'est déroulée plus précisément au sein des centres de prise en charge des populations clés, communément appelés Centres Conviviaux ou Drop In Centers (DIC). Ces structures ont été conçues spécifiquement pour les populations clés : elles offrent des services de soins liés au VIH et à d'autres pathologies associées, au sein de la communauté et généralement par des agents communautaires, dans des espaces aménagés à proximité des lieux fréquentés par ces populations, afin de réduire autant que possible la stigmatisation et la discrimination qu'elles rencontrent dans le système de soins classique.

La Ville-Province de Kinshasa compte neuf centres conviviaux : six sont appuyés par le Fonds Mondial (Bwanya I, Centre IST Matonge, Centre IST Victoire, Centre Convivial de Barumbu, Centre Convivial de Mbankana et Hilary Friendly Center de Lemba), deux par l'USAID à travers FHI360 (le DIC de Bandalungwa et le DIC de Masina), et un dernier, Bwanya II, appuyé par la Fédération Générale du Travail de Belgique (FGTB).

Le choix de l'étude s'est porté sur les deux centres appuyés par USAID/FHI360, en raison de la disponibilité des données relatives à la PrEP et du niveau de prévalence observé dans les zones de santé couvertes par le projet EpiC, financé par le PEPFAR à travers l'USAID et géré par l'ONG américaine FHI360. Ce projet vise le contrôle épidémique du VIH/Sida et cible en particulier les populations clés, dont les professionnelles du sexe et les hommes ayant des rapports sexuels avec les hommes.

III.2. Population : cas index négatifs dans les réseaux des PS et HSH

Il s'agit d'une étude transversale à visée analytique, conduite auprès des partenaires réguliers — cas index de couples discordants — des professionnelles du sexe et des hommes ayant des rapports sexuels avec les hommes suivis dans les deux centres conviviaux retenus, au cours de l'année 2022.

Le recrutement s'est appuyé sur la base de données de l'ONGD Progrès Santé Sans Prix, partenaire de mise en œuvre du projet EpiC. Sur les 4 154 personnes ayant fait l'objet d'un test de dépistage du VIH ou d'un diagnostic d'infection sexuellement transmissible dans cette base, 267 partenaires des cibles retenues (PS et HSH) ont été identifiés comme éligibles à la PrEP, par le biais de la stratégie dite d'index testing c'est-à-dire le dépistage proposé systématiquement aux partenaires sexuels des personnes diagnostiquées séropositives. C'est ce chiffre de 267 personnes qui a déterminé la taille de l'échantillon final de l'étude, avec un taux de réponse de 100 %.

Cinq critères d'inclusion ont été appliqués avec rigueur : être de sexe masculin ; être âgé de 18 ans ou plus ; se déclarer séronégatif pour le VIH ; avoir eu au moins un rapport sexuel, vaginal et/ou anal, avec une professionnelle du sexe ou un partenaire masculin au cours des douze derniers mois ; et être en mesure de comprendre les explications du projet et de signer un formulaire de consentement éclairé.

III.3. Collecte des données

La collecte des données s'est appuyée sur deux techniques complémentaires. La technique d'enquête, d'abord, a permis de recueillir les informations directement auprès des partenaires réguliers des PS et des HSH à l'aide d'un questionnaire structuré, préétabli et pré-testé par le chercheur, puis validé par le directeur de la recherche. La technique documentaire, ensuite, a permis de réunir, par la consultation de divers rapports et publications, les informations contextuelles utiles à l'analyse.

Le questionnaire, administré en face à face dans un cadre confidentiel, durait environ vingt minutes. Les enquêteurs veillaient systématiquement à rappeler aux participants la nature strictement confidentielle de l'entretien : aucune information nominative ou permettant une identification directe n'était collectée, et les participants restaient libres de ne pas répondre à toute question touchant à leur vie privée.

Sur le plan technique, les données ont d'abord été saisies dans le logiciel EPI Data (version 3.1), avant d'être exportées vers SPSS (version 21) et EpiInfo (version 3.5.1) pour les analyses statistiques. Le logiciel Microsoft Excel 2016 a été utilisé pour la production des graphiques et représentations visuelles des résultats. Ce pipeline de collecte électronique, structuré et validé à chaque étape, a permis de garantir la fiabilité et la traçabilité des 267 questionnaires exploités dans l'analyse finale.

III.4. Variables recueillies

La variable expliquée, ou dépendante, de l'étude est l'acceptabilité de la PrEP, définie comme l'intention d'utiliser ce traitement préventif. Conformément à la littérature méthodologique sur les comportements de santé, l'intention y est entendue comme la motivation ou la volonté de réaliser un comportement donné en l'occurrence, la perception de la probabilité de commencer et de poursuivre un traitement de PrEP. Concrètement, les participants ont répondu à la question suivante : « Êtes-vous éligible à la PrEP ? Si oui, avez-vous accepté d'utiliser la PrEP comme méthode de prévention du VIH ? Si oui ou non, pourquoi ? » Les motifs associés aux réponses « oui » et « non » constituent, dans cette étude, les facteurs associés à l'acceptabilité de la PrEP.

Les variables explicatives, ou indépendantes, couvrent quant à elles cinq grands domaines. Les données sociodémographiques d'abord : sexe, âge, situation relationnelle, niveau d'étude, religion et type de ménage. Les caractéristiques sexuelles ensuite : préférence sexuelle et rôle actif ou passif dans les rapports. La connaissance de la structure de prise en charge : source d'information l'ayant fait connaître, nombre de visites effectuées, services bénéficiés, personne ayant orienté vers la structure. Le dépistage du VIH : connaissance du statut du partenaire, réalisation d'un test de dépistage au cours des six derniers mois. Enfin, l'éligibilité à la PrEP elle-même, évaluée à travers le statut sérologique négatif, la consultation pour infection sexuellement transmissible au cours des six derniers mois, la réalisation de l'examen de la clairance de la créatinine, et le bénéfice d'un counseling PrEP.

Cette opérationnalisation fine des variables, transformant des concepts abstraits comme le « risque perçu » ou l'« éligibilité » en indicateurs observables et mesurables constitue l'un des apports méthodologiques les plus solides de l'étude, et permet la comparabilité future avec d'autres travaux menés dans des contextes similaires.

III.5. Analyse statistique

L'analyse a suivi une progression classique en trois temps. Une analyse descriptive univariée a d'abord permis de caractériser l'échantillon : calcul de la moyenne arithmétique de l'âge, de l'écart-type, ainsi que des fréquences absolues et relatives pour chacune des variables sociodémographiques, comportementales et cliniques recueillies.

Une analyse bivariée a ensuite permis de croiser la variable dépendante — avoir accepté ou non de commencer le traitement PrEP — avec chacune des variables indépendantes, dans le but de déterminer l'existence de relations statistiquement significatives. La comparaison entre variables qualitatives a été effectuée à l'aide du test du Chi² de Pearson, la probabilité exacte de Fisher étant mobilisée dans le cas de variables dichotomiques à faibles effectifs. Le seuil de significativité retenu était fixé, selon la convention statistique usuelle, à $p < 0{,}05$, avec un intervalle de confiance de 95 %.

Une analyse multivariée, enfin, par régression logistique, a permis d'affiner la compréhension des facteurs associés à l'acceptabilité en tenant compte simultanément de plusieurs variables explicatives, afin de dégager les tendances les plus robustes au-delà des associations bivariées simples.

L'ensemble de cette démarche a permis d'aboutir aux résultats détaillés dans le chapitre suivant — résultats qui, comme on le verra, dessinent le portrait contrasté d'une population globalement bien informée sur l'existence de la PrEP, mais encore largement réticente à son adoption effective.

III.6. Considérations éthiques

La sensibilité du sujet traité — sexualité, statut sérologique, orientation sexuelle dans un contexte social où l'homosexualité demeure fortement stigmatisée — a imposé une vigilance éthique constante tout au long de l'étude. Le consentement des participants a été recueilli de manière libre et éclairée, après explication complète des objectifs de la recherche, de la nature des questions posées et du caractère volontaire de la participation. Chaque participant restait libre de refuser de répondre à toute question touchant à sa vie privée, sans que cela n'affecte en rien son accès aux services de soins proposés par la structure.

La confidentialité des données a été assurée par l'absence de collecte de toute information nominative ou directement identifiante : aucune donnée recueillie ne pouvait être reliée, par un tiers, à l'identité de la personne interrogée. Ce protocole s'est avéré d'autant plus important que la population étudiée — par la nature même de ses pratiques sexuelles et de sa proximité avec des populations fortement stigmatisées — est particulièrement exposée au risque de préjudice social en cas de divulgation involontaire de données sensibles.

III.7. Limites méthodologiques

Comme toute étude transversale, ce travail ne permet pas d'établir de relation de causalité entre les facteurs identifiés et l'acceptation ou le refus de la PrEP : il documente des associations statistiques à un instant donné, sans pouvoir déterminer le sens exact de la relation entre les variables. Une seconde limite tient au caractère déclaratif de plusieurs indicateurs comportementaux — fréquence d'utilisation du préservatif, connaissance du statut du partenaire — potentiellement soumis à un biais de désirabilité sociale, notamment sur des sujets aussi sensibles que la sexualité et le VIH.

Une troisième limite concerne le champ géographique et institutionnel de l'étude, circonscrite à deux centres conviviaux de Kinshasa appuyés par un même projet international. Les résultats, bien que solides pour le contexte spécifique étudié, ne peuvent être généralisés sans précaution à l'ensemble du territoire congolais, ni à des structures de prise en charge fonctionnant selon des modalités différentes. Ces limites, loin de disqualifier les conclusions de l'étude, en précisent la portée et appellent, comme le souligne le chapitre 5, des recherches complémentaires dans d'autres contextes.

III.8. Formation des enquêteurs et assurance qualité

La qualité des données recueillies repose en grande partie sur la formation et la rigueur des personnes chargées de leur collecte. Dans le cadre de cette étude, l'administration du questionnaire a été assurée par le chercheur lui-même, en lien étroit avec les prestataires des structures partenaires, familiers des populations étudiées et formés aux principes d'un accueil non stigmatisant. Cette proximité avec le terrain a permis d'instaurer un climat de confiance propice à des réponses sincères sur des sujets aussi intimes que la sexualité et le statut sérologique.

Un contrôle de cohérence a été systématiquement effectué lors de la saisie des données dans EPI Data, permettant de détecter et de corriger d'éventuelles incohérences (par exemple, une réponse affirmative à l'éligibilité PrEP associée à un statut sérologique positif, logiquement incompatible). Ce contrôle qualité, bien que modeste au regard des standards des grandes enquêtes internationales, a contribué à la fiabilité de l'échantillon final de 267 questionnaires exploités.

III.9. Calendrier de l'étude

La collecte des données s'est déroulée entre le 1er février et le 27 juillet 2022, soit sur une période d'environ six mois, permettant de couvrir les variations saisonnières éventuelles dans la fréquentation des centres conviviaux. Cette durée relativement longue, pour un échantillon de 267 personnes, traduit la difficulté intrinsèque à recruter une population aussi spécifique que les partenaires réguliers de PS et de HSH, identifiables uniquement à travers la stratégie d'index testing et donc tributaires du rythme de dépistage des cas index eux-mêmes.

III.10. Financement et partenaires de l'étude

La réalisation de cette étude a été rendue possible par la convergence de plusieurs partenariats. Le cadre institutionnel académique a été assuré par l'établissement d'enseignement supérieur ayant encadré le mémoire de licence à l'origine de cet ouvrage. L'accès aux données de base et aux structures de terrain a été facilité par l'ONGD Progrès Santé Sans Prix, partenaire de mise en œuvre du projet EpiC, financé par le PEPFAR à travers l'USAID et géré par FHI360. Aucun financement direct n'a été nécessaire pour la collecte des données proprement dite, celle-ci s'étant appuyée sur les structures et le personnel déjà en place dans les deux centres conviviaux retenus.

Cette économie de moyens, si elle a permis la réalisation de l'étude dans le cadre contraint d'un mémoire de licence, souligne également l'un des enjeux soulevés au chapitre 5 : la nécessité d'un investissement plus substantiel, notamment pour financer des recherches de suivi capables de mesurer l'évolution du taux d'acceptation dans la durée, au-delà de la photographie ponctuelle offerte par une étude transversale.

Chapitre 4 : Acceptabilité de la PrEP : principaux résultats

267 partenaires réguliers interrogés, un taux d'acceptation de 13 % et des facteurs qui, une fois nommés, ouvrent la voie à l'action.

Ce chapitre présente les résultats principaux de l'étude conduite auprès de 267 partenaires réguliers de professionnelles du sexe et d'hommes ayant des rapports sexuels avec des hommes à Kinshasa. Il s'articule en cinq temps : le niveau d'acceptabilité global de la PrEP, les facteurs individuels associés, les facteurs structurels, les barrières identifiées, et enfin les différences observées entre partenaires de PS et partenaires de HSH.

IV.1. Niveau d'acceptabilité global

Sur les 267 partenaires réguliers interrogés, l'écrasante majorité 100 % des enquêtés étant de sexe masculin, conformément aux critères d'inclusion de l'étude, a fait l'objet d'un test de dépistage volontaire et présentait un statut sérologique négatif au moment de l'enquête. L'âge moyen des participants était de 30 ans, avec un écart-type de 7,3 ans ; l'âge minimum relevé était de 18 ans et l'âge maximum de 55 ans, l'âge médian et modal se situant autour de 29 ans.

Sur le plan de l'éligibilité clinique à la PrEP, les résultats sont sans équivoque : 262 des 267 enquêtés (soit 98 %) remplissaient l'ensemble des critères d'éligibilité avec statut séronégatif, absence de signes d'infection sexuellement transmissible récente, counseling PrEP reçu. C'est sur ce sous-groupe de 262 personnes éligibles que porte l'analyse de l'acceptabilité proprement dite.

Or, parmi ces 262 personnes éligibles, seules 34 ont accepté de commencer effectivement le traitement de PrEP, contre 228 qui l'ont refusé. Le taux d'acceptation observé s'établit ainsi à 13 %, un chiffre nettement inférieur à ceux rapportés dans d'autres contextes internationaux : 82 % au Brésil, 80 % aux États-Unis, 57 % à Lisbonne, ou encore 41 % dans le nord de la Thaïlande, selon différentes études antérieures portant, il est vrai, sur des populations et des contextes culturels distincts.

Ce taux de 13 % constitue le résultat central de cette étude, et confirme la première hypothèse de recherche formulée au départ : le taux d'acceptation de la PrEP chez les partenaires réguliers des professionnelles du sexe et des hommes ayant des rapports sexuels avec des hommes à Kinshasa est effectivement faible. Fait notable, ce faible niveau d'acceptation contraste avec un niveau de connaissance déclarée relativement élevé : 94 % des enquêtés affirment avoir déjà entendu parler de la PrEP avant leur passage dans la structure de prise en charge. La connaissance de l'existence du traitement, à elle seule, ne suffit manifestement pas à emporter l'adhésion.

IV.2. Facteurs individuels

Le profil sociodémographique des enquêtés éclaire en partie ce résultat. Près de la moitié des participants (47,9 %) se déclarent célibataires, environ un tiers (30 %) vit en couple sans être marié, et un peu plus d'un dixième (12,7 %) est marié et vit avec son conjoint. Par catégorie d'appartenance, les clients de professionnelles du sexe sont plus représentés (76,1 %) que les partenaires d'hommes ayant des rapports sexuels avec des hommes (23,9 %). Le niveau d'instruction est globalement élevé : 81,3 % des enquêtés ont atteint un niveau d'études secondaire, technique ou universitaire.

L'analyse bivariée révèle que certains de ces facteurs individuels sont statistiquement associés à l'acceptation ou au refus du traitement, tandis que d'autres ne le sont pas. La situation relationnelle, en particulier, présente une association significative avec l'acceptabilité ($\chi^2 = 4,230$; $p = 0,040$) : les enquêtés en relation avec un partenaire mais ne vivant pas ensemble acceptent davantage la PrEP (74 % des accepteurs) que ceux vivant maritalement avec leur partenaire. Cette observation suggère qu'un attachement conjugal plus institutionnalisé (mariage, cohabitation) s'accompagne paradoxalement d'une perception de risque atténuée, alors même que les données montrent une prévalence significative de couples sérodiscordants parmi les enquêtés.

La composition du ménage présente également une association significative ($\chi^2 = 5,561$; $p = 0,018$) : les personnes vivant seules ou en famille élargie acceptent davantage le traitement que celles vivant en couple, ce qui va dans le même sens que le résultat précédent. En revanche, ni l'âge ($\chi^2 = 1,633$; $p = 0,201$), ni le niveau d'éducation ($\chi^2 = 0,057$; $p = 0,811$), ni la religion ($\chi^2 = 0,439$; $p = 0,508$), ni la connaissance préalable du statut sérologique du partenaire ($\chi^2 = 1,017$; $p = 0,313$), ni même le simple fait d'avoir entendu parler de la PrEP ($\chi^2 = 0,003$; $p = 0,953$) ne montrent d'association statistiquement significative avec l'acceptation du traitement.

Ce dernier constat mérite un arrêt particulier : que la connaissance de l'existence de la PrEP n'influence en rien la décision de l'adopter suggère que l'obstacle principal ne se situe pas au niveau de l'information brute, mais bien plus profondément, dans la manière dont chaque individu évalue sa propre exposition au risque et la pertinence d'un traitement préventif au long cours dans sa situation personnelle.

IV.3. Facteurs structurels

Au-delà des caractéristiques individuelles, plusieurs facteurs structurels liés à l'organisation même des services de santé influencent le parcours des partenaires réguliers vers la PrEP. Un peu plus de la moitié des enquêtés (51,7 %) déclarent connaître les structures offrant les services VIH/Sida depuis plus de six mois, et un quart (21,3 %) depuis plus d'une année, un ancrage relativement solide dans le système de soins local.

La voie d'orientation vers ces structures est révélatrice de la centralité du couple dans l'accès aux soins : 79,8 % des enquêtés déclarent avoir connu la structure par l'intermédiaire de leur partenaire sexuel, contre seulement 10,5 % orientés par un pair éducateur. Ce chiffre souligne à quel point le partenaire lui-même (professionnelle du sexe ou homme ayant des rapports sexuels avec des hommes) joue un rôle de porte d'entrée déterminant vers les services de prévention, ce qui invite à repenser les stratégies de sensibilisation en misant davantage sur les dynamiques de couple plutôt que sur des canaux exclusivement communautaires ou individuels.

Le recours effectif aux services proposés dans ces structures reste cependant inégal : 48,3 % des enquêtés déclarent avoir été approvisionnés en préservatifs, 29,2 % avoir bénéficié d'une consultation pour infection sexuellement transmissible, et seulement 16,5 % avoir utilisé le service PrEP lui-même contre 24,7 % pour le traitement post-exposition, plus ponctuel et donc peut-être perçu comme moins contraignant. L'examen de la clairance de la créatinine, l'un des critères cliniques d'éligibilité, se heurte quant à lui à des obstacles très concrets d'accès : 43 % des enquêtés ne l'ayant pas réalisé invoquent son coût trop élevé, et 37 % par le fait que, la structure ne le propose pas.

Ces éléments dessinent une chaîne de services encore imparfaitement intégrée : la structure de soins est connue et fréquentée, mais l'accès effectif à l'ensemble des étapes nécessaires à l'initiation de la PrEP notamment la consultation, le bilan biologique, le counseling, la dispensation du traitement reste jalonné d'obstacles logistiques et financiers qui, cumulés, découragent une part significative des personnes pourtant éligibles.

IV.4. Barrières identifiées

L'analyse des motifs de refus exprimés par les 228 enquêtés éligibles n'ayant pas accepté de commencer le traitement permet d'identifier cinq grandes catégories de barrières, hiérarchisées ci-dessous par ordre décroissant d'importance.

a) Méconnaissance fonctionnelle de la PrEP

Si 94 % des enquêtés ont entendu parler de la PrEP, cette familiarité de surface ne s'accompagne pas toujours d'une compréhension fine de son mode d'action ni de sa pertinence individuelle. Cette méconnaissance fonctionnelle et distincte d'une méconnaissance totale constitue un terreau propice aux autres barrières énumérées ci-dessous, qui s'enracinent largement dans une compréhension incomplète du risque réel encouru.

b) Peur des effets secondaires et de l'engagement thérapeutique

19 % des enquêtés refusent le traitement en raison de sa durée, perçue comme excessive pour une personne qui se considère par ailleurs en bonne santé. Cette réticence traduit une appréhension plus large face à

l'astreinte que représente la prise quotidienne d'un médicament sur une période prolongée, y compris en l'absence de symptôme.

c) Crainte du jugement social

Bien que ce facteur n'ait pas été isolé statistiquement dans les motifs de refus déclarés, il transparaît en creux dans les données relatives à la stigmatisation entourant l'homosexualité et le commerce du sexe, documentées au chapitre 2. Le simple fait de fréquenter une structure de prise en charge des populations clés, ou de se voir prescrire un traitement associé à la prévention du VIH, expose potentiellement à un risque de stigmatisation par association, y compris pour des partenaires qui ne s'identifient eux-mêmes à aucune de ces catégories.

d) Faible perception du risque personnel

C'est, de loin, la barrière la plus fréquemment invoquée : 31 % des enquêtés justifient leur refus par l'absence de signes d'infection sexuellement transmissible, et 28 % par leur propre statut séronégatif — deux raisonnements qui reviennent, en somme, à minimiser un risque futur au nom d'une absence de risque constaté dans le passé immédiat. À cela s'ajoutent 14 % des enquêtés qui estiment que le port du préservatif suffit déjà à les protéger, alors que les données montrent que seuls 2 % des enquêtés l'utilisent de façon systématique.

e) Obstacles logistiques : distance et disponibilité

Le coût et la disponibilité limitée de certains examens cliniques préalables, en particulier la clairance de la créatinine, jugée trop onéreuse par 43 % des enquêtés concernés et non disponible dans la structure pour 37 % d'entre eux — constituent une barrière d'accès concrète, susceptible de décourager même les personnes individuellement motivées à débuter un traitement de PrEP.

Le tableau ci-dessous synthétise la fréquence relative des principaux motifs de refus déclarés par les enquêtés éligibles n'ayant pas accepté le traitement.

Motif de refus déclaré	Proportion des refus
Absence de signes d'IST	31 %
Statut séronégatif déclaré	28 %
Durée du traitement jugée excessive	19 %
Confiance dans le port occasionnel du préservatif	14 %
Autres motifs (logistiques, financiers, sociaux)	8 %

Prises ensemble, ces cinq catégories de barrières confirment la deuxième et la troisième hypothèse de l'étude : le faible taux d'acceptation de la PrEP est associé à la fois à un déficit d'information fonctionnelle sur le VIH et la PrEP, et aux critères mêmes d'évaluation et d'éligibilité au traitement, qui peuvent paradoxalement dissuader une personne séronégative, asymptomatique et utilisant occasionnellement le préservatif de s'engager dans un traitement à longue échéance —

quand bien même son exposition comportementale au risque resterait, elle, bien réelle.

IV.5. Analyse des différences entre partenaires de PS et partenaires de HSH

L'un des résultats les plus significatifs de l'étude concerne la comparaison entre les deux sous-groupes constitutifs de l'échantillon : les clients de professionnelles du sexe, d'une part, et les partenaires d'hommes ayant des rapports sexuels avec des hommes, d'autre part. Le test du Khi-carré révèle une association hautement significative entre la catégorie d'appartenance et l'acceptation du traitement ($\chi^2 = 26,737$; $p = 0,000$) la plus forte association statistique observée dans l'ensemble de l'étude.

Concrètement, parmi les enquêtés n'ayant pas accepté de commencer le traitement, 82 % sont des clients de professionnelles du sexe, contre seulement 18 % de partenaires d'hommes ayant des rapports sexuels avec des hommes. À l'inverse, parmi ceux qui ont accepté le traitement, 59 % sont des partenaires de HSH, contre 41 % de clients de PS. Autrement dit, à effectif comparable dans l'échantillon global — les clients de PS représentant 76,1 % des enquêtés contre 23,9 % de partenaires de HSH — ce sont proportionnellement les partenaires d'hommes ayant des rapports sexuels avec des hommes qui acceptent le plus largement la PrEP.

Plusieurs hypothèses explicatives peuvent être avancées pour rendre compte de cet écart marqué. D'une part, la perception du risque associé aux rapports sexuels entre hommes est probablement mieux intégrée par les partenaires de HSH, en raison d'une prévalence VIH plus élevée et plus documentée historiquement au sein de cette population, y compris dans le discours de santé publique international. D'autre part, la relation entre client et professionnelle du sexe, souvent plus ponctuelle ou tarifée, pourrait s'accompagner d'une moindre perception de l'exposition cumulée au risque comparée à une relation de couple stable entre hommes, où la fréquence des rapports et la connaissance mutuelle du statut sérologique jouent différemment.

Cette différence marquée entre les deux sous-groupes a une implication programmatique directe, développée au chapitre suivant : les stratégies de sensibilisation et de promotion de la PrEP ne peuvent pas être uniformes. Elles doivent être adaptées aux dynamiques spécifiques de chaque sous-population — partenaires de PS d'un côté, partenaires de HSH de l'autre — sous peine de rater leur cible auprès du groupe qui, précisément, en a le plus besoin en proportion : les clients des professionnelles du sexe, qui représentent la grande majorité de l'échantillon mais dont le taux de refus atteint des niveaux particulièrement préoccupants.

IV.6. La PrEP à Kinshasa au regard des expériences internationales

Comment situer ce taux d'acceptation de 13 % dans le paysage international de la PrEP ? La comparaison, bien qu'elle doive être maniée avec prudence tant les populations et les méthodologies diffèrent d'une étude à l'autre, est instructive. Une étude brésilienne menée auprès d'hommes ayant des rapports sexuels avec des hommes et de femmes transgenres avait ainsi mesuré un taux d'acceptation de 82 %, associé à un niveau de perception personnelle du risque nettement plus élevé et à une connaissance préalable plus approfondie de la PrEP. Aux États-Unis, un taux de 80 % avait été rapporté dans une population comparable. À Lisbonne, ce taux redescendait à 57 %, et dans le nord de la Thaïlande, à 41 %.

Ce dégradé de taux d'acceptation, allant de 13 % à Kinshasa jusqu'à 82 % au Brésil, illustre à quel point l'acceptabilité de la PrEP est un phénomène profondément situé, façonné par le contexte social, culturel et sanitaire local bien plus que par les seules caractéristiques individuelles des personnes concernées. Il serait toutefois hâtif d'en conclure que les partenaires réguliers kinois sont, par nature, moins réceptifs à la prévention : plusieurs des études citées portent sur des HSH directement, dans des contextes où l'accès à la PrEP est ancien et où les campagnes de sensibilisation bénéficient d'un historique de plusieurs années, voire de plusieurs décennies de mobilisation communautaire — un historique dont Kinshasa, pour l'heure, ne dispose pas encore.

Ce constat, loin d'être décourageant, doit au contraire être lu comme un signal d'opportunité : si le faible taux d'acceptation actuel reflète surtout la jeunesse du dispositif PrEP en RDC plutôt qu'un rejet culturel profond et irréversible, alors les leviers d'action décrits au chapitre 5 — information, counseling de couple, réduction du stigma — disposent d'une marge de progression considérable.

IV.7. Synthèse chiffrée du chapitre

Le tableau ci-dessous rassemble les statistiques les plus significatives présentées dans ce chapitre, pour une consultation rapide.

Indicateur	Valeur	Signification statistique
Échantillon total	267 partenaires réguliers	—
Éligibles à la PrEP	262 (98 %)	—
Ayant accepté le traitement	34 (13 % des éligibles)	Résultat central
Connaissance préalable de la PrEP	94 %	Sans lien avec l'acceptation ($p = 0{,}953$)
Situation relationnelle × acceptation	$\chi^2 = 4{,}230$	$p = 0{,}040$ (significatif)

Composition du ménage × acceptation	$\chi^2 = 5,561$	p = 0,018 (significatif)
Catégorie (PS vs HSH) × acceptation	$\chi^2 = 26,737$	p = 0,000 (hautement significatif)
Âge × acceptation	$\chi^2 = 1,633$	p = 0,201 (non significatif)
Niveau d'éducation × acceptation	$\chi^2 = 0,057$	p = 0,811 (non significatif)
Religion × acceptation	$\chi^2 = 0,439$	p = 0,508 (non significatif)

Avant de passer aux recommandations, il est utile de rassembler en un seul regard les principaux chiffres présentés dans ce chapitre. Sur 267 partenaires réguliers interrogés, 262 (98 %) étaient éligibles à la PrEP et seuls 34 (13 % des éligibles) ont accepté de commencer le traitement. La connaissance de la PrEP était quasi universelle (94 %), mais sans effet significatif sur l'acceptation (p = 0,953). Les facteurs individuels significativement associés à l'acceptation étaient la situation relationnelle (p = 0,040) et la composition du ménage (p = 0,018), tandis que l'âge, le niveau d'éducation, la religion et la connaissance du statut du partenaire ne montraient aucune association significative.

Le facteur le plus fortement associé à l'acceptation restait, de loin, la catégorie d'appartenance — partenaire de PS ou de HSH — avec une association hautement significative ($\chi^2 = 26,737$; p = 0,000). Les barrières principales, par ordre décroissant, étaient l'absence perçue de signes d'infection sexuellement transmissible (31 %), le statut séronégatif déclaré (28 %), la durée jugée excessive du traitement (19 %) et la confiance dans le port occasionnel du préservatif (14 %). C'est sur la base de cette synthèse que le chapitre 5 construit ses recommandations.

IV.8. Le profil des 34 personnes ayant accepté le traitement

Il est instructif de s'attarder un instant sur les 34 personnes qui, contre toute tendance majoritaire, ont accepté de commencer le traitement de PrEP. Deux motifs principaux ont été invoqués par ces enquêtés pour justifier leur décision : 62 % ont déclaré vouloir avant tout éviter d'être contaminés par le VIH, tandis que 38 % ont expliqué avoir pleinement conscience du risque encouru avec leur partenaire. Cette répartition suggère l'existence de deux profils psychologiques distincts chez les accepteurs : une motivation défensive généraliste, centrée sur l'évitement de la maladie en tant que telle, et une motivation plus spécifiquement informée, ancrée dans une évaluation lucide de la relation de couple elle-même.

Ce second profil, minoritaire mais significatif, est probablement celui sur lequel les interventions de counseling conjoint, recommandées au chapitre 5, peuvent avoir l'effet le plus direct : en rendant plus explicite, pour chaque partenaire régulier, la réalité de son exposition individuelle au sein de sa relation propre, ces interventions peuvent transformer une motivation défensive diffuse en une décision éclairée et durablement ancrée dans la conscience du risque réel.

IV.9. Ce que les chiffres ne disent pas

Toute étude quantitative, aussi rigoureuse soit-elle, laisse dans l'ombre des dimensions que seuls des travaux qualitatifs complémentaires pourraient éclairer pleinement. Les chiffres présentés dans ce chapitre ne disent rien, par exemple, du vécu subjectif de la stigmatisation par les partenaires réguliers eux-mêmes, ni des négociations concrètes, souvent silencieuses, qui se jouent au sein du couple autour de la sexualité protégée. Ils ne disent rien non plus des trajectoires individuelles qui mènent un enquêté du refus initial à une éventuelle acceptation ultérieure de la PrEP, l'étude transversale ne permettant pas de suivre l'évolution d'une même personne dans le temps.

Ces limites, déjà évoquées au chapitre 3, appellent des recherches complémentaires de nature qualitative, entretiens approfondis, groupes de discussion qui viendraient enrichir la compréhension quantitative proposée ici, et affiner encore davantage les recommandations formulées au chapitre suivant.

IV.10. Implications pour la surveillance épidémiologique

Au-delà de leur intérêt programmatique immédiat, les résultats présentés dans ce chapitre ont une portée pour la surveillance épidémiologique du VIH en RDC. La stratégie d'index testing, qui a permis d'identifier l'échantillon de 267 partenaires réguliers étudiés ici, constitue en elle-même un outil de surveillance précieux, encore insuffisamment exploité à l'échelle nationale : elle permet non seulement de dépister de nouveaux cas, mais aussi, comme le montre cet ouvrage, de documenter des populations jusque-là invisibles dans les systèmes d'information sanitaire classiques, organisés autour des seules catégories officielles de populations clés.

Généraliser et systématiser la collecte de données similaires à celles présentées dans ce livre — au-delà des deux centres conviviaux étudiés — permettrait de suivre, dans la durée, l'évolution du taux d'acceptation de la PrEP chez les partenaires réguliers, et d'ajuster en conséquence les stratégies de sensibilisation décrites au chapitre 5. Une telle surveillance renforcée s'inscrirait pleinement dans les priorités affichées par le Plan Stratégique National de lutte contre le Sida, qui appelle à une meilleure caractérisation des dynamiques de transmission au sein des réseaux sexuels congolais.

IV.11. Vers un score de propension à l'acceptation

Les associations statistiques mises en évidence dans ce chapitre — situation relationnelle, composition du ménage, catégorie d'appartenance — ouvrent la voie à un outil programmatique concret : un score de propension à l'acceptation de la PrEP, construit à partir des variables les plus fortement associées à la décision d'adopter le traitement. Un tel score, une fois validé sur des échantillons plus larges, pourrait permettre aux prestataires de cibler en priorité, lors du counseling, les partenaires réguliers présentant le profil le plus réceptif — sans pour autant négliger les autres, pour lesquels un accompagnement renforcé serait au contraire nécessaire.

Il conviendrait cependant de manier un tel outil avec précaution : un score de propension ne doit jamais devenir un prétexte pour réduire l'effort de sensibilisation auprès des profils statistiquement moins réceptifs, au risque de creuser davantage l'écart déjà observé entre clients de professionnelles du sexe et partenaires d'hommes ayant des rapports sexuels avec des hommes. Utilisé à bon escient, il peut au contraire aider à calibrer l'intensité et la nature du counseling en fonction du profil de chaque personne, dans une logique de médecine préventive personnalisée plutôt que de tri des priorités.

Chapitre 5 : Recommandations et perspectives pour renforcer l'adoption de la PrEP

Des résultats à l'action : six leviers pour transformer un taux d'acceptation de 13 % en une adhésion durable.

Les résultats présentés au chapitre précédent ne prennent tout leur sens que s'ils débouchent sur des pistes d'action concrètes. Ce dernier chapitre formule six recommandations, adressées respectivement aux institutions sanitaires, aux programmes communautaires, aux décideurs politiques et aux bailleurs internationaux, pour renforcer l'adoption de la PrEP chez les partenaires réguliers des professionnelles du sexe et des hommes ayant des rapports sexuels avec des hommes à Kinshasa et, potentiellement, à l'échelle nationale.

V.1. Intégration de la PrEP dans les programmes de prévention communautaires

Le premier levier consiste à sortir la PrEP de son statut de service périphérique, faiblement utilisé (16,5 % seulement des enquêtés y ayant eu recours), pour l'intégrer pleinement au paquet standard de services proposés dans les centres conviviaux. Cela suppose que chaque contact d'un partenaire régulier avec la structure, qu'il s'agisse d'un dépistage, d'une consultation pour infection sexuellement transmissible ou d'un simple approvisionnement en préservatifs, soit systématiquement l'occasion d'une information active sur la PrEP et d'une évaluation de l'éligibilité, plutôt que d'attendre une demande spontanée de la part d'un public qui, on l'a vu, ne perçoit pas toujours son propre risque.

Cette intégration devrait également s'appuyer sur les canaux d'orientation qui fonctionnent déjà : puisque 79,8 % des enquêtés ont connu la structure par l'intermédiaire de leur partenaire sexuel, les programmes gagneraient à investir davantage dans la sensibilisation des professionnelles du sexe et des hommes ayant des rapports sexuels avec des hommes eux-mêmes, afin qu'ils deviennent des relais actifs d'information vers leurs partenaires réguliers.

Concrètement, cette intégration pourrait prendre la forme d'un protocole systématique de « proposition active » de la PrEP, sur le modèle de ce qui existe déjà pour le dépistage : chaque prestataire, à chaque consultation d'un partenaire régulier identifié comme tel, poserait systématiquement la question de l'éligibilité et proposerait, sans attendre une demande explicite, une information complète sur les bénéfices et les modalités du traitement.

V.2. Approches centrées sur les couples et les partenaires réguliers

Le deuxième levier appelle à un changement de focale : passer d'une approche individuelle de la prévention à une approche centrée sur le couple. Le counseling conjoint, où le partenaire régulier et la professionnelle du sexe ou l'homme ayant des rapports sexuels avec des hommes sont reçus et informés ensemble, a démontré son efficacité pour la divulgation du statut sérologique, 35 % des enquêtés ayant précisément connu le statut de leur partenaire par ce biais et pourrait de la même manière être mobilisé pour la discussion conjointe de la PrEP.

Une telle approche présente un double avantage : elle normalise la discussion sur le VIH au sein du couple, réduisant le poids de la divulgation individuelle, et elle permet d'ancrer la décision d'adopter la PrEP dans une dynamique partagée plutôt que dans un choix solitaire, souvent plus vulnérable au doute et au renoncement.

Il conviendrait également d'explorer des formats de counseling adaptés aux différentes phases du cycle relationnel décrit au chapitre 2 : une information plus insistante sur la PrEP pourrait être proposée lors de la phase de stabilisation de la relation, précisément au moment où le relâchement du port du préservatif tend à s'installer alors que la connaissance mutuelle du statut sérologique n'est pas toujours actualisée.

V.3. Stratégies de réduction du stigma

Le troisième levier s'attaque directement à la crainte du jugement social, identifiée au chapitre précédent comme l'une des barrières structurantes, bien que difficile à quantifier précisément. Deux axes complémentaires sont recommandés : d'une part, des campagnes de sensibilisation communautaire visant à dissocier, dans l'esprit du public, la fréquentation d'un centre convivial ou la prise de PrEP d'une identité stigmatisée ; d'autre part, une formation systématique des prestataires de soins — y compris dans les structures de santé générales, au-delà des seuls centres conviviaux — au respect de la confidentialité et à l'accueil non stigmatisant des populations clés et de leurs partenaires.

Cette exigence de confidentialité est d'autant plus pressante que l'étude documente des cas, certes minoritaires (2,6 % des enquêtés) mais réels, de divulgation du statut sérologique d'un partenaire sans son consentement par le personnel soignant lui-même. Tant que ce risque, même résiduel, ne sera pas éliminé, la confiance nécessaire à l'adoption d'un traitement préventif au long cours restera fragile.

Des mesures concrètes pourraient inclure la mise en place de mécanismes de signalement confidentiels en cas de manquement à la confidentialité par un prestataire, ainsi que l'intégration d'indicateurs de satisfaction des usagers, incluant spécifiquement leur perception du respect de leur vie privée, dans les outils de suivi et d'évaluation des centres conviviaux.

V.4. Rôle des pair-éducateurs dans les réseaux PS et HSH

Le quatrième levier consiste à renforcer et à professionnaliser le rôle des pair- éducateurs, dont l'influence, bien que déjà significative (10,5 % des enquêtés orientés vers la structure par ce biais), demeure nettement inférieure à celle du partenaire sexuel lui-même. Les pair-éducateurs, issus des communautés de professionnelles du sexe et d'hommes ayant des rapports sexuels avec des hommes, disposent d'une légitimité et d'une proximité culturelle uniques pour aborder des sujets aussi sensibles que la sexualité, le risque perçu et l'observance thérapeutique.

Investir dans leur formation spécifique sur la PrEP au-delà des messages généraux de prévention du VIH qu'ils délivrent déjà, permettrait de démultiplier les points de contact informés au sein des réseaux sexuels des populations clés, et de toucher plus efficacement les partenaires réguliers qui échappent aujourd'hui largement au radar programmatique.

Une piste complémentaire consisterait à constituer, au sein même des pair-éducateurs, des référents spécifiquement formés à l'accompagnement des partenaires réguliers — une fonction distincte de celle, plus généraliste, actuellement assurée auprès des populations clés elles-mêmes, et qui permettrait de développer une expertise dédiée aux problématiques propres à ce sous-groupe.

V.5. Adaptation des services : horaires, confidentialité, communication ciblée

Le cinquième levier touche à l'organisation opérationnelle des services eux-mêmes. Les obstacles logistiques documentés au chapitre 4, coût de certains examens, indisponibilité de certains tests dans la structure de première ligne, appellent une révision du paquet minimum d'activités proposé dans les centres conviviaux, de manière à intégrer systématiquement les examens nécessaires à l'évaluation de l'éligibilité à la PrEP, sans coût additionnel pour l'usager.

Sur le plan de la communication, les résultats du chapitre 4 invitent à une différenciation des messages selon le sous-groupe visé : les campagnes destinées aux clients de professionnelles du sexe, dont le taux de refus atteint 82 % parmi les non-accepteurs, devraient insister spécifiquement sur la réalité du risque cumulé dans les relations tarifées répétées, tandis que celles destinées aux partenaires d'hommes ayant des rapports sexuels avec des hommes, déjà plus réceptifs, pourraient davantage se concentrer sur le soutien à l'observance à long terme du traitement.

Les horaires d'ouverture des centres conviviaux mériteraient également d'être révisés en fonction des contraintes professionnelles propres à chaque sous-groupe : les clients de professionnelles du sexe, souvent actifs professionnellement en journée, pourraient bénéficier de créneaux élargis en soirée, tandis que les partenaires de HSH, dont les horaires de disponibilité peuvent différer, gagneraient à disposer d'une plus grande flexibilité de prise de rendez-vous.

V.6. Perspectives pour une mise à l'échelle nationale

Enfin, le sixième et dernier levier porte sur la généralisation de cette expérience kinoise à l'échelle nationale. L'étude qui fonde cet ouvrage s'est volontairement limitée à deux centres conviviaux de Kinshasa appuyés par le projet EpiC ; la généralisation de ses conclusions à l'ensemble du territoire congolais, où les neuf centres conviviaux de la capitale ne représentent qu'une fraction du dispositif national, appelle des études complémentaires dans d'autres provinces, notamment celles où la prévalence du VIH chez les populations clés est comparable ou supérieure.

Les projections issues d'études de modélisation menées ailleurs, jusqu'à 4 581 cas incidents évités à Toronto pour une couverture complète de PrEP chez les hommes ayant des rapports sexuels avec des hommes ; donnent une idée de l'ampleur de l'impact potentiel d'une politique nationale ambitieuse de PrEP centrée sur les populations clés et leurs partenaires réguliers. Une telle politique suppose une mobilisation coordonnée des ressources gouvernementales, des partenaires techniques et financiers internationaux, et des organisations non gouvernementales locales, dans la continuité du modèle déjà éprouvé par le projet EpiC à Kinshasa.

C'est à cette condition, une action conjointe, informée par les données de terrain plutôt que par des suppositions génériques sur les populations clés que le maillon aujourd'hui oublié des partenaires réguliers pourra pleinement s'intégrer à la riposte congolaise contre le VIH/Sida, et que le taux d'acceptation de 13 % mesuré à Kinshasa en 2022 pourra, à l'avenir, être dépassé.

V.7. Tableau de synthèse des recommandations

Levier	Cible principale	Horizon
1. Intégration au paquet de services	Centres conviviaux	Court terme
2. Approche centrée sur le couple	Partenaires et populations clés	Court à moyen terme
3. Réduction du stigma	Prestataires et communauté	Moyen terme
4. Renforcement des pair-éducateurs	Réseaux communautaires PS/HSH	Moyen terme
5. Adaptation logistique des services	Structures de soins	Court à moyen terme
6. Mise à l'échelle nationale	Décideurs et bailleurs	Long terme

V.8. Synthèse des six leviers d'action

Les six recommandations développées dans ce chapitre ne sont pas indépendantes les unes des autres : elles forment un système cohérent, où chaque levier renforce l'efficacité des autres. Intégrer la PrEP au paquet de services (5.1) n'a d'effet réel que si les obstacles logistiques sont simultanément levés (5.5). Les approches centrées sur le couple (5.2) et le rôle accru des pair-éducateurs (5.4) se nourrissent mutuellement, ces derniers pouvant précisément faciliter le dialogue conjugal autour du VIH. La réduction du stigma (5.3), enfin, conditionne la réussite de l'ensemble du dispositif : sans un climat de confiance suffisant envers les structures de soins, aucune des cinq autres recommandations ne peut pleinement porter ses fruits.

La mise à l'échelle nationale (5.6) ne doit donc pas être envisagée comme une simple réplication mécanique du modèle kinois dans d'autres provinces, mais comme l'extension progressive de ce système intégré de six leviers, adapté à chaque contexte local, en s'appuyant sur les enseignements positifs comme négatifs tirés de l'expérience des deux centres conviviaux étudiés dans cet ouvrage.

a) Priorités à court terme (0-12 mois)

- Former les prestataires des deux centres conviviaux étudiés au counseling PrEP centré sur le couple.
- Supprimer le coût de l'examen de la clairance de la créatinine pour les personnes évaluées pour la PrEP.
- Développer des messages de sensibilisation différenciés pour les clients de PS et les partenaires de HSH.

b) Priorités à moyen terme (1-3 ans)

- Étendre le dispositif aux sept autres centres conviviaux de Kinshasa.
- Évaluer l'impact des interventions de réduction du stigma sur le taux d'acceptation de la PrEP.

- Publier les résultats de cette étude dans une revue scientifique à comité de lecture, pour alimenter le plaidoyer national.

c) Priorités à long terme (3-5 ans)

- Intégrer la PrEP centrée sur les partenaires réguliers dans le Plan Stratégique National de lutte contre le Sida.
- Mener des études similaires dans d'autres provinces à forte prévalence chez les populations clés.
- Évaluer, par une étude de suivi, l'évolution du taux d'acceptation dans la durée.

V.9. Indicateurs de suivi et d'évaluation

Pour mesurer l'impact réel des six leviers d'action proposés dans ce chapitre, il est indispensable de définir, dès leur mise en œuvre, un jeu d'indicateurs de suivi simples et mesurables. Le premier de ces indicateurs, le plus direct, est le taux d'acceptation de la PrEP parmi les personnes éligibles, dont ce livre établit la valeur de référence à 13 % pour l'année 2022 dans les deux centres conviviaux étudiés. Toute intervention future pourra être évaluée à l'aune de sa capacité à faire progresser ce chiffre lors des enquêtes de suivi.

D'autres indicateurs complémentaires méritent d'être suivis : la proportion de partenaires réguliers orientés vers la structure de soins par un pair-éducateur plutôt que par leur seul partenaire sexuel, indicateur du renforcement du levier 5.4 ; la proportion d'examens de clairance de la créatinine réalisés sans barrière financière déclarée, indicateur du levier 5.5 ; ou encore le taux de satisfaction des usagers quant au respect de leur confidentialité, indicateur du levier 5.3. Le suivi conjoint de ces indicateurs, croisé avec le taux d'acceptation global, permettrait d’identifier lesquels des six leviers produisent l'effet le plus significatif, et d'ajuster en conséquence l'allocation des ressources programmatiques dans les années à venir.

Conclusion générale

Au terme de ce parcours, un constat central se dégage : les partenaires réguliers des professionnelles du sexe et des hommes ayant des rapports sexuels avec des hommes à Kinshasa constituent un maillon à la fois vulnérable et négligé de la riposte congolaise au VIH. Vulnérable, parce que positionnés au croisement de réseaux sexuels à haute prévalence et de la population générale, avec un usage du préservatif loin d'être systématique et une proportion significative de couples potentiellement sérodiscordants. Négligé, parce que jusqu'à l'étude qui fonde cet ouvrage, aucun travail scientifique n'avait spécifiquement documenté leurs attitudes face à l'outil de prévention biomédicale le plus adapté à leur situation ***« la prophylaxie préexposition »***.

Les résultats obtenus auprès de 267 partenaires réguliers, recrutés dans deux centres conviviaux de Kinshasa entre février et juillet 2022, dressent un constat sans ambiguïté : sur les 262 personnes jugées éligibles à la PrEP, seules 34 ont accepté de commencer le traitement, soit un taux d'acceptation de 13 % — nettement inférieur aux taux observés dans d'autres contextes internationaux. Ce faible taux ne s'explique pas par un déficit d'information : 94 % des enquêtés connaissaient déjà l'existence de la PrEP. Il s'explique plutôt par trois facteurs convergents, confirmés par l'ensemble des hypothèses de recherche formulées au départ : un facteur culturel, lié à une perception atténuée du risque personnel en l'absence de symptômes visibles ; un facteur comportemental, lié à la croyance que le port occasionnel du préservatif suffit à assurer une protection adéquate ; et un facteur thérapeutique, lié à la réticence à s'engager dans un traitement de longue durée alors que l'on se perçoit comme étant en bonne santé.

L'analyse a également révélé une différence marquée et statistiquement très significative entre les deux sous-groupes étudiés : les partenaires d'hommes ayant des rapports sexuels avec des hommes acceptent proportionnellement bien davantage la PrEP que les clients de professionnelles du sexe, appelant des stratégies de communication différenciées plutôt qu'une approche uniforme des populations clés et de leurs partenaires.

Ces résultats, aussi modestes puissent-ils paraître à l'échelle d'un seul mémoire de licence, ouvrent des perspectives concrètes pour l'action : intégration systématique de la PrEP dans le paquet de services des centres conviviaux, approches centrées sur le couple plutôt que sur l'individu isolé, renforcement du rôle des pair-éducateurs, réduction active de la stigmatisation, adaptation logistique des services, et, à terme, mise à l'échelle nationale d'un dispositif aujourd'hui circonscrit à deux structures kinoises.

Ce livre, en transformant un travail académique en ouvrage accessible à un public élargi, espère contribuer à faire de ce maillon oublié une priorité affirmée — pour les décideurs, pour les programmes, et pour les partenaires réguliers eux-mêmes, dont la santé et celle de leurs proches dépendent, en partie, de la capacité collective à transformer treize acceptations sur cent en une adhésion résolument plus large.

Loin d'être un point final, cette conclusion doit être lue comme un point de départ. Le mémoire de licence qui a inspiré cet ouvrage n'avait pas la prétention d'épuiser un sujet aussi vaste que l'acceptabilité de la PrEP en RDC ; il visait, plus modestement, à poser un premier jalon empirique là où, jusqu'alors, ne régnaient que des suppositions. Ce jalon, désormais posé, appelle d'autres études, dans d'autres provinces, auprès d'autres sous-groupes de partenaires réguliers, pour construire, année après année, une compréhension de plus en plus fine des dynamiques qui façonnent, à Kinshasa comme ailleurs en RDC, l'adoption ou le refus des outils de prévention biomédicale du VIH.

En dernière analyse, le chiffre de 13 % ne doit pas être lu comme un verdict, mais comme une mesure de référence — un point zéro à partir duquel évaluer, dans les années à venir, l'efficacité des interventions décrites au chapitre 5. Si ce livre contribue, même modestement, à faire progresser ce chiffre lors d'une prochaine étude, alors son objectif premier — transformer une recherche académique en levier de changement concret — aura été atteint.

Postface

Transformer un mémoire de licence en livre n'est pas un simple exercice de mise en forme. C'est accepter que des données recueillies pour satisfaire les exigences d'un jury académique puissent, et doivent, trouver un second souffle auprès d'un public plus large, celui des professionnels de terrain qui, chaque jour, accueillent des partenaires réguliers de professionnelles du sexe et d'hommes ayant des rapports sexuels avec des hommes dans les centres conviviaux de Kinshasa et d'ailleurs ; celui des décideurs qui arbitrent, avec des ressources toujours limitées, entre des priorités de santé publique concurrentes ; et celui, enfin, des personnes directement concernées, qui se reconnaîtront peut-être, en filigrane, dans les chiffres et les portraits composites de cet ouvrage.

Ce travail n'aurait pas été possible sans l'existence, en amont, d'un système de collecte de données suffisamment robuste celui du projet EpiC et de l'ONGD Progrès Santé Sans Prix, pour permettre l'identification, à travers la stratégie d'index testing, d'un échantillon aussi spécifique que celui des 267 partenaires réguliers étudiés ici. Il rappelle, s'il en était besoin, l'importance des investissements de long terme dans les systèmes d'information sanitaire, sans lesquels aucune recherche de ce type ne pourrait voir le jour.

Puisse ce livre inspirer d'autres jeunes chercheurs congolais à voir, dans leurs propres travaux de fin d'études, non pas un aboutissement académique isolé, mais le point de départ potentiel d'une contribution plus large à la santé publique de leur pays. C'est à cette condition, la circulation des savoirs au-delà des murs de l'université que la recherche scientifique congolaise pourra pleinement jouer son rôle dans la construction de politiques de santé fondées sur des données probantes, plutôt que sur des suppositions héritées d'autres contextes.

Glossaire

Ce glossaire rassemble les principaux termes techniques employés dans cet ouvrage, afin d'en faciliter la lecture pour un public non spécialiste de la santé publique.

Couple sérodiscordant. Couple dans lequel l'un des partenaires est séropositif au VIH et l'autre séronégatif. Cette configuration concentre à la fois le risque de transmission le plus direct et l'opportunité préventive la plus immédiate, notamment par la combinaison du traitement antirétroviral du partenaire séropositif et de la PrEP pour le partenaire séronégatif.

Index testing (dépistage des cas index). Stratégie de dépistage qui consiste à proposer systématiquement un test VIH aux partenaires sexuels et aux contacts d'une personne nouvellement diagnostiquée séropositive (le « cas index »), afin d'identifier d'autres personnes potentiellement exposées.

Populations clés. Groupes de population qui, du fait de comportements spécifiques ou de conditions sociales et légales particulières, présentent un risque accru d'exposition au VIH : professionnelles du sexe, hommes ayant des rapports sexuels avec des hommes, usagers de drogues injectables et personnes transgenres.

Prévention combinée. Approche de la prévention du VIH articulant simultanément des interventions comportementales, structurelles et biomédicales, dans le but de réduire les nouvelles infections de façon plus efficace que par une seule catégorie d'interventions.

Prophylaxie préexposition (PrEP). Méthode de prévention biomédicale consistant, pour une personne séronégative à risque substantiel d'exposition au VIH, à prendre un traitement antirétroviral avant toute exposition potentielle, afin de réduire fortement le risque de contracter le virus.

Traitement comme prévention (TasP). Stratégie selon laquelle le traitement antirétroviral d'une personne vivant avec le VIH, lorsqu'il aboutit à une charge virale indétectable et durablement supprimée, empêche la transmission sexuelle du virus à ses partenaires.

Traitement postexposition (TPE). Traitement antirétroviral administré en urgence, dans les heures suivant une exposition potentielle au VIH, dans le but d'empêcher l'installation de l'infection.

Charge virale indétectable. Niveau de virus VIH dans le sang si faible qu'il n'est plus détectable par les tests standards. Une charge virale indétectable et durablement maintenue rend la transmission sexuelle du virus impossible.

Centre convivial (Drop In Center). Espace de soins créé spécifiquement à l'intention des populations clés, offrant des services de prévention, de dépistage et de prise en charge du VIH dans un environnement pensé pour réduire la stigmatisation.

Stigmatisation. Processus social par lequel un individu ou un groupe se voit attribuer des caractéristiques dévalorisantes en raison de son comportement, de son identité ou de son état de santé, entraînant discrimination, exclusion ou perte de statut social.

Score de propension. Outil statistique combinant plusieurs variables associées à un comportement donné (ici, l'acceptation de la PrEP) afin d'estimer la probabilité qu'une personne adopte ce comportement, et d'orienter ainsi le ciblage des interventions.

Sérodiscordance. Situation d'un couple ou d'une relation dans laquelle les deux partenaires n'ont pas le même statut sérologique vis-à-vis du VIH.

Cascade de soins. Ensemble des étapes successives — dépistage, mise sous traitement, suppression virale, ou évaluation d'éligibilité et initiation pour la PrEP — qu'une personne doit franchir pour bénéficier pleinement des services de prévention ou de prise en charge du VIH.

Prévention biomédicale. Catégorie d'interventions de prévention du VIH reposant sur des outils médicaux (médicaments, dispositifs) plutôt que sur des changements de comportement ou des réformes structurelles, incluant notamment la PrEP, le TPE et le traitement comme prévention.

Counseling. Accompagnement psychosocial individualisé, assuré par un professionnel de santé ou un pair-éducateur formé, visant à informer, soutenir la prise de décision et favoriser l'adhésion à un comportement de santé, tel que l'initiation ou le maintien d'un traitement de PrEP.

Réseau sexuel. Ensemble des personnes reliées entre elles, directement ou indirectement, par des relations sexuelles, et à travers lequel peut se propager une infection sexuellement transmissible telle que le VIH.

Bibliographie

ONUSIDA. Fiche d'informations — Journée mondiale de lutte contre le Sida. 2021.

ONUSIDA. Nouvelles directives pour une meilleure prévention du VIH chez les professionnelles du sexe. 2012.

ONUSIDA. Guide de terminologie de l'ONUSIDA. 2019.

Programme National de Lutte contre le Sida et les IST (PNLS), RDC. Plan Stratégique National 2021-2023.

PNLS, RDC. Guide pratique du prestataire du site de prise en charge des populations clés en RDC. 2020.

PNLS, RDC. Manuel opérationnel de l'Autotest et de la Prophylaxie Préexposition. 2018.

PNLS, RDC. Rapport de l'enquête sur la cartographie programmatique et l'estimation de taille des populations clés exposées aux risques du VIH/Sida et des IST dans 12 provinces de la RDC. 2018.

Organisation mondiale de la Santé (OMS). Rapport 2017 sur les principaux repères VIH et Sida.

Bepouka, Benilde I. et associés. Connaissance et volonté de prescrire la Prophylaxie Préexposition (PrEP) par les prestataires des soins de santé à Kinshasa, République Démocratique du Congo. The Pan African Medical Journal, 2019.

Godin, Gaston. Les comportements dans le domaine de la santé. Presses de l'Université de Montréal, 2012.

Perez-Figueroa, R. et al. Acceptability of PrEP uptake among racially/ethnically diverse young men who have sex with men: the P18 study. AIDS Education and Prevention, vol. 27, n° 2, 2015.

Popovic, Nashira et al. Tendances d'utilisation de la Prophylaxie Préexposition pour le VIH au Canada, 2014 à 2018. 2021.

Mbwolie, H. Rapport intermédiaire sur la taille des populations clés dans six provinces de la RDC. ONUSIDA, 2013.

Mbwolie, H. Index de stigmatisation et discrimination des populations clés en RDC. PNUD, 2017.

Mbwolie, H. et al. Comportements, caractéristiques sociodémographiques des transgenres et HSH et leurs accès aux services des soins du VIH en RDC. 2017.

MacFadden, D. R., Tan, D. H., & Mishra, S. Optimizing HIV pre-exposure prophylaxis implementation among men who have sex with men in a large urban centre: a dynamic modelling study. Journal of the International AIDS Society, 2016.

McCormack, S. et al. Pre-exposure prophylaxis to prevent the acquisition of HIV-1 infection (PROUD): effectiveness results from the pilot phase of a pragmatic open-label randomised trial. The Lancet, 2016.

Molina, J.-M. et al. On-demand PrEP with TDF-FTC among men who have sex with men (IPERGAY). The Lancet HIV, 2017.

Hoagland, B. et al. High pre-exposure prophylaxis uptake and adherence among men who have sex with men and transgender women at risk for HIV infection: the PrEP Brasil demonstration project. Journal of the International AIDS Society, 2017.

Enquête Démographique et de Santé (EDS) RDC, 2013-2014.

Rapport final de l'enquête IBBS (Integrated Biological and Behavioral Surveillance), RDC, 2018-2019.

www.ingramcontent.com/pod-product-compliance
Lightning Source LLC
LaVergne TN
LVHW050826061126
851857LV00012B/1002